Guide complet destiné aux malades des Reins

Sauvez Vos Reins

Informations complètes sur la
Prévention et Le Traitement des Maladies Rénales

Dr Abdou Niang
MD, FWACP
Dakar Sénégal

Dr Samira Elfajri Niang
MD
Dakar Sénégal

Dr Sanjay Pandya
M.D. D.N.B.(Néphrologie)
Rajkot, Inde

Sauvez Vos Reins

Editeur

Samarpan Kidney Foundation,

Samarpan Hospital, Bhutkhana Chowk,

Rajkot 360002(Gujarat, India)

E-mail: saveyourkidney@yahoo.co.in

ISBN: 979-8695929133
Première édition: 2015

Auteur

Dr Abdou NIANG, MD, FWACP

Professeur de médecine

Médecine interne - Néphrologie

Université Cheikh Anta Diop

B.P 6548, Dakar - Sénégal

Ce livre est dédié à tous les patients
ayant une maladie rénale

Table des matières

Partie 1: Informations de Base sur le rein

Partie 2: principales maladies rénales et leur traitement Insuffisance rénale

Autres maladies rénales majeures

Diététique en cas de maladie rénale

Prévenons les maladies rénales ...

Le livre "Sauvez vos reins" est destiné à améliorer la compréhension des maladies rénales les plus fréquentes et à vulgariser les recommandations pour une meilleure prévention de ces mêmes maladies. Durant ces dernières décennies, nous avons assisté à une augmentation alarmante et dramatique de l'incidence des maladies rénales. L'insuffisance rénale chronique est fréquente et incurable. Une prise de conscience des causes, symptômes et mesures de prévention de ces affections est le meilleur moyen de contrer cette progression de la maladie. Ce livre est notre humble tentative de mieux informer les profanes et par des mots très simples. Le diagnostic et le traitement précoces de ces affections améliorent le pronostic à long terme et coûtent moins. Du fait de l'inconscience générale, très peu de gens reconnaissent les symptômes éventuellement relatifs à des maladies rénales. Ceci est à l'origine du retard du diagnostic. Le traitement des stades avancés de l'insuffisance rénale comme la dialyse et la transplantation rénale est excessivement cher et dans des pays comme l'Inde ou le Sénégal, où moins de 10% des patients peuvent se le permettre. D'où l'importance de la précocité de la prise en charge, seule garante d'une baisse de l'incidence des maladies rénales dans nos pays.

Quand on pose le diagnostic d'une affection rénale, le patient ainsi que ses proches sont naturellement perturbés par cette mauvaise nouvelle. Patients et famille désirent savoir tout concernant la maladie. Souvent, il est impossible au médecin traitant de fournir toutes les informations nécessaires. Nous souhaitons que ce livre puisse jouer le rôle de ce maillon manquant dans la relation médecin-patient. De toute façon, c'est toujours utile d'avoir un livre dédié à lire à sa convenance et en fonction de son temps libre et de s'y référer autant de fois que nécessaire.

Ce livre contient toutes les informations de base concernant les symptômes, le diagnostic, la prévention et le traitement des différentes affections rénales et dans un style simple et facile à comprendre. Les recommandations diététiques sont également détaillées pour toutes les affections rénales. Les informations disponibles dans ce livre ne doivent en aucun cas remplacer l'avis d'un médecin. Il s'agit d'un document dédié à l'information seulement. Une automédication ou la modification de régime après lecture de ce livre et sans avis médical peuvent être dangereuses et ne sont donc pas recommandées.

Ce livre sera utile non seulement pour les patients et leurs familles mais également pour tous ceux qui présentent un risque de développer une maladie rénale.

En plus, ce livre sera tres utile pour le personnel éducateur dont le rôle est la prise de conscience par les profanes de tous les risques liés aux maladies rénales. Les étudiants en médecine, les médecins, le personnel paramédical sont sûrs d'avoir un document de référence en matière d'éducation des patients.

Nous remercions Dr Valerie Luckyx de l'Institute of biomedical ethics de l'Université de Zurich et Dr Jacques Bourgoignie, professeur émérite de Médecine et de Néphrologie à l'université de Miami, pour leurs précieuses contributions et la relecture du manuscrit.

Nous espérons que les lecteurs trouveront un document utile et qui répond a toutes leurs interrogations. Les suggestions pour améliorer ce livre seront toujours les bienvenues. Nous vous souhaitons à tous une très bonne santé.

Dr Abdou Niang Dakar Sénégal

Dr Samira Elfajri Niang Dakar Sénégal

Dr Sanjay Pandya Rajkot, Inde

Les auteurs

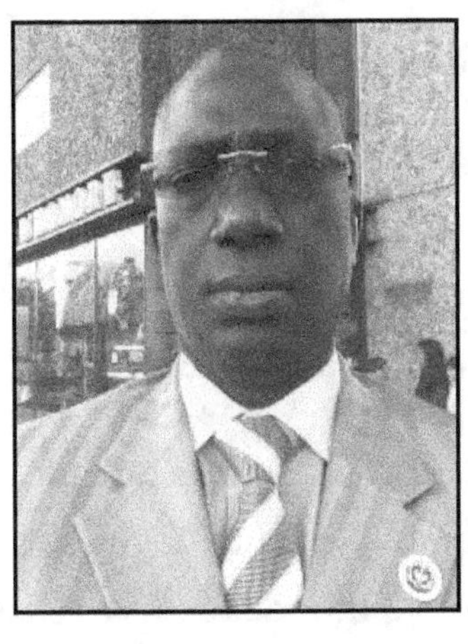

Dr Abdou NIANG, Fellow du Collège Ouest africain des médecins. Ancien interne des Hôpitaux de Dakar (Sénégal) et Ancien Médecin résident des hôpitaux de Casablanca (Maroc) et de Paris (France). Spécialiste en Médecine interne et en néphrologie. Professeur titulaire de néphrologie à la faculté de médecine de l'université Cheikh Anta Diop de Dakar (Sénégal). Coordonnateur de l'Unité de Dialyse péritonéale de l'Hôpital A. Le Dantec, centre pilote en Afrique de l'Ouest depuis 2004. Secrétaire général de la Société sénégalaise de néphrologie (SOSENEPH). Secrétaire général-Adjoint de l'Association Africaine de néphrologie (AFRAN). Membre du Board Africain et du « comité Dialyse » de la Société internationale de néphrologie et de la société internationale de dialyse péritonéale.

Dr Samira ELFAJRI NIANG Médecin Praticien spécialisée en Dermatologie, Dr Samira ELFAJRI a fait sa formation entre la faculté de Médecine de Casablanca au Maroc et la faculté de Médecine de Dakar au Sénégal. Elle est ancienne interne des hôpitaux de Casablanca et ancienne assistante en Médecine Interne à Dakar. Actuellement, elle est en exercice dans les hôpitaux de Dakar.

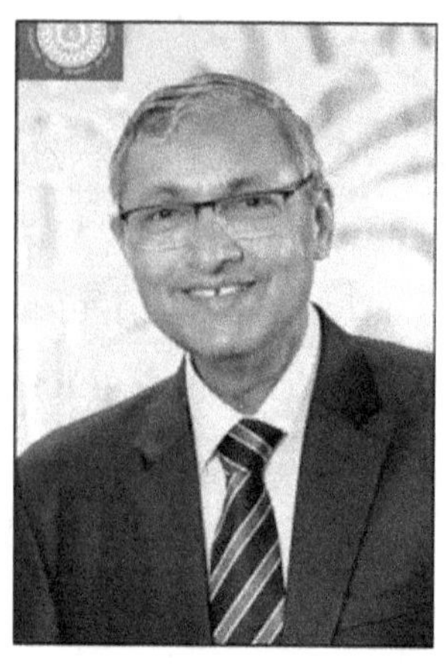

Dr. Sanjay Pandya, M.D. (Néphrologie), Néphrologue

Dr. Sanjay Pandya est un spécialiste en néphrologie pratiquant à Rajkot (Gujarat - Inde). Il a créé la Fondation "Education pour le rein" qui a pour mission la sensibilisation de la population à la prévention et à la prise en charge des maladies rénales. C'est l'auteur du livre sur les reins édité en Anglais, Hindou, Gujarati et Kutchi. Grâce à l'aide de néphrologues spécialistes de part le monde, ce livre sur l'éducation a été traduit dans plus de 20 langues.

Afin d'aider un maximum de personnes et de patients souffrant de maladies rénales dans le monde, le site web www. KidneyEducation.com a été lancé par Dr PANDYA et son équipe. Ce site permet de télécharger gratuitement 230 pages du livre sur les reins dans plus de 20 langues. Ce site web est très populaire et a reçu plus de 21 millions de visiteurs Durant les 60 premiers mois de son lancement.

Actuellement, le livre sur les reins pour les patients est disponible en 12 langues internationales (Arabe, Bengali, Chinoise, Anglaise, Hindoue, Italienne, Japonaise, Portugaise, Russe, Espagnole, Française et Urdu) et en 9 langues indiennes (Gujarati, Kannada, Kutchi, Malayalam, Marathi, Punjabi, Sindhi, Tamil et Telugu).

Partie 1

Informations de base sur le rein

- **Structure et fonctions du rein.**

- **Symptômes et diagnostic des maladies rénales.**

- **Mythes et réalités des maladies rénales.**

- **Mesures préventives des maladies rénales.**

Le rein est un organe impressionnant qui joue un rôle majeur dans le maintien de notre corps en bonne santé en éliminant et en excrétant les déchets et les substances toxiques. Bien que la fonction primaire du rein soit une fonction d'épuration, le rein joue un rôle important dans la régulation de la pression artérielle, du volume des fluides et de la concentration des électrolytes dans le corps. Cependant, à la naissance, presque tout le monde possède 2 reins mais le corps humain peut fonctionner avec un rein unique.

Ces dernières années, on a assisté à une augmentation rapide et inquiétante du nombre de patients diabétiques et hypertendus, ce qui a entrainé une augmentation du nombre de patients souffrant de maladie rénale chronique. Ceci nous incite à aider les populations à prendre conscience de ce fléau et à mieux expliquer les maladies rénales, leur prévention et l'intérêt d'un traitement précoce.

Ce livre essaie de transmettre ces messages. Ses objectifs sont d'aider les patients à mieux comprendre les maladies du rein et à mieux les gérer une fois survenues. Ce livre tente de fournir les réponses aux questions fréquemment posées par les malades. La première partie familiarise les lecteurs avec le rein- organe vital du corps humain et propose des moyens de prévention de certaines affections rénales. Cependant, la plus grande partie de ce livre est consacrée spécialement aux interrogations des patients et de leurs familles. Ce livre expose les causes, symptômes et diagnostic de

Connaitre ses reins, c'est prévenir les maladies rénales.

ces maladies redoutées et informe également les lecteurs sur les différents traitements disponibles.

Un chapitre spécial est consacré à la prise en charge des stades précoces de la maladie rénale chronique et comment les éviter, retarder la dialyse et éventuellement la transplantation. Des informations utiles et détaillées sur la dialyse, la transplantation rénale et la greffe avec donneur décédé sont également fournies séparément.

Afin que ce livre soit une référence complète pour les patients atteints de maladies rénales, il contient des informations sur des affections rénales communes (autres que l'insuffisance rénale), mythes/réalités sur les maladies rénales, les règles d'or afin d'éviter et de prévenir les maladies rénales, les conseils concernant les médicaments usuels chez les malades rénaux, et bien d'autres informations.

Depuis que la diète fait partie du traitement des patients souffrant de Maladie Rénale Chronique (MRC) et pour éviter toute confusion chez les patients, nous lui avons consacré un chapitre à part où nous avons expliqué les précautions à prendre et les aliments qui constituent le régime des malades rénaux. Le glossaire à la fin du livre détaille les abréviations utilisées et les mots techniques afin de faciliter la compréhension du livre.

Désistement: les informations fournies dans ce guide des maladies rénales ont pour objectif d'éduquer les patients seulement. Nous vous prions de ne pas utiliser ces informations pour poser des diagnostics et vous soigner vous-même. Vous devez consulter votre médecin de famille ou tout autre personnel médical pour vous soigner correctement.

Le rein fait partie des organes vitaux du corps humain. Son dysfonctionnement peut entrainer de sérieuses maladies et éventuellement le décès de la personne atteinte. Il a une structure et des fonctions complexes.

Ses 2 fonctions essentielles sont l'élimination des déchets toxiques produits par l'organisme et le maintien de l'équilibre des fluides, éléments minéraux et produits chimiques.

Structure du rein

Le rein produit les urines à partir de déchets toxiques et de l'eau de l'organisme. Les urines formées dans le rein passent par les uretères, se collectent dans la vessie avant d'être évacuées par l'urètre.

- La majorité de la population possède 2 reins (hommes et femmes).

- Les reins sont localisés à la partie supérieure et postérieure de l'abdomen, de part et d'autre de la colonne vertébrale (voir schéma). Ils sont protégés des traumatismes par les dernières côtes.

- Les reins sont profonds à l'intérieur de l'abdomen. Donc, normalement, ils ne sont pas palpables.

- Le rein est un organe pair ayant la forme d'un haricot. Chez l'adulte, il mesure environ 10 cm de long, 6 cm de large et 4 cm d'épaisseur. Son poids est de 150 à 170 grammes.

- L'urine formée dans les reins arrive au niveau de la vessie à

La localisation, la structure et les fonctions des reins sont les mêmes chez l'homme et la femme.

Topographie des reins et voies urinaires

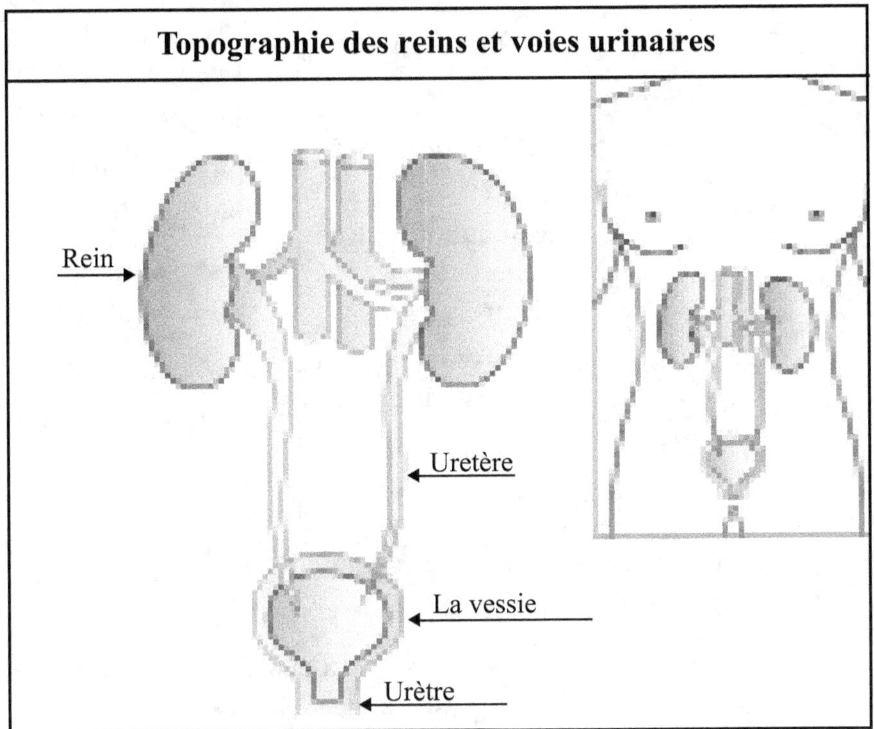

travers les uretères. Un uretère fait environ 25 cm de long, c'est un tube creux doté de muscles spéciaux.

- La vessie est un organe creux et musclé localisé à la partie inférieure et antérieure de l'abdomen. Il constitue un réservoir d'urine.

- La vessie d'un adulte peut contenir 400 à 500 ml d'urine. Quand le volume d'urine dans la vessie approche les valeurs de la capacité normale, l'envie d'uriner se fait sentir.

- L'urine contenue dans la vessie est évacuée par l'urètre durant la miction. Chez la femme, l'urètre est court alors que chez l'homme, il est plus long.

Pourquoi le rein est essentiel pour le corps?

- Nous consommons différentes quantités et variétés d'alimentstous les jours.

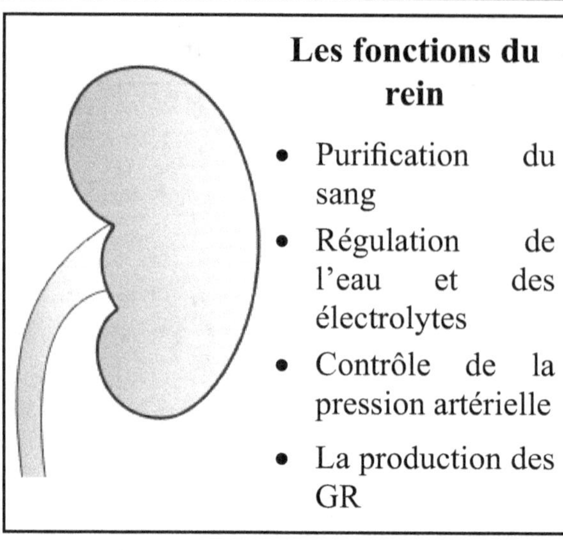

- La quantité d'eau, seletacides de notre corps varie également tous les jours.

- Les processus de conversion des aliments en énergie produisent des déchets toxiques.

- Ces phénomènes entrainent des changements des quantités de fluides, électrolytes et acides dans le corps.

- L'accumulation de substances toxiques peut menacer le pronostic vital. Le rôle du rein est d'extraire ces substances toxiques et ces acides. En même temps, le rein participe au maintien des équilibres hydro-électrolytique et acide-base.

Quels sont les fonctions des reins ?

La fonction primordiale du rein est de fabriquer les urines et de purifier le sang. Le rein débarrasse l'organisme des déchets, de l'excès de sel et des substances chimiques non nécessaires au corps. Les fonctions les plus importantes du rein sont décrites ci-dessous.

1. Extraction des déchets

La purification du sang en enlevant les déchets est la plus importante des fonctions du rein.

Les aliments que nous mangeons contiennent certaines protéines. Ces protéines sont nécessaires à la croissance et à la réparation de

Formation des urines

Les reins reçoivent 1200 ml par minute ou 1700 litres par jour de sang àfiltrer

Le glomérule forme 125 ml/mn ou 180 litres/ jour d'urine.

Les tubules réabsorbent 99% (178 litres) d'urine primitive

↓

Un à2 litres d'urine définitive excrètent déchets, toxines et sels minéraux.

l'organisme. Mais en cas d'utilisation des protéines par le corps, il en résulte des substances toxiques qui en s'accumulant peuvent empoisonner le corps. Le rein filtre le sang et le débarrasse de ces déchets toxiques en les excrétant dans les urines.

La Créatinine et l'urée sont 2 déchets produits par le corps, leur concentration dans le sang est facilement mesurée. Les valeurs de ces concentrations reflètent le fonctionnement du rein. Si les 2 reins ne fonctionnent pas normalement (insuffisance rénale), les valeurs de la créatinine et de l'urée augmentent dans le sang.

2. Extraction des fluides en excès

La seconde fonction du rein et qui est aussi importante que la première est la régulation de l'équilibre des liquides dans l'organisme en excrétant l'excès sous forme d'eau dans les urines. En cas de manque d'eau dans le corps, le rein la retient et le volume des urines diminue.

Donc, le rein maintient constante la quantité d'eau nécessaire à l'organisme. Quand le rein est incapable d'éliminer l'eau en excès, le corps enfle.

3. Equilibre électrolytique et minérale

Le rein joue un rôle important dans la régulation des concentrations de certaines substances dans le corps comme le sodium ou sel, le potassium, l'hydrogène, le calcium, le phosphore, le magnésium et les bicarbonates et maintient leurs concentrations normales dans le sang.

Les perturbations de la concentration en sodium (sel) peuvent entrainer des troubles de la conscience. Les perturbations des concentrations en potassium peuvent affecter les battements du cœur et le fonctionnement des muscles. Le maintien des concentrations normales en calcium et phosphore permet de sauvegarder les os et les dents.

4. Contrôle de la pression artérielle

Les reins produisent différentes hormones (rénine, angiotensine, aldostérone, prostaglandines etc…) et régule l'eau et le sel dans le corps. Ceci joue un rôle vital dans le contrôle de la pression artérielle. Les perturbations dans la production des hormones et de la régulation du sel et de l'eau chez les insuffisants rénaux entrainent une élévation de la pression artérielle (hypertension artérielle).

5. Production des globules rouges du sang

L'Erythropoïétine produite par le rein joue un rôle important dans la production des globules rouges sanguins (GR). En cas d'insuffisance rénale, le rein ne produit plus assez d'érythropoïétine, ce qui entraine une baisse de production des GR et par conséquent une anémie.

C'est à cause de cette baisse de production de l'érythropoïétine

---

Le principal rôle du rein est d'éliminer les déchets toxiques et l'eau en excès et de former les urines.

---

chez les insuffisants rénaux que leur anémie n'est pas améliorée par le fer et les vitamines.

6. Le maintien des os en bon état

Le rein transforme la vitamine D dans sa forme active qui est indispensable à l'absorption du calcium présent dans les aliments, la croissance des os et des dents et leur solidité également. En cas d'insuffisance rénale, il y a une baisse de la vitamine D active et par conséquent une mauvaise croissance des os qui deviennent fragiles. Le retard de croissance peut être le premier signe d'insuffisance rénale chez les enfants.

Comment le sang est-il purifié et comment se forme l'urine?

Dans le processus de purification du sang, le rein retient toutes les substances nécessaires et excrète sélectivement l'excès d'eau et des minéraux et les déchets toxiques.

Voyons comment se passe ce phénomène complexe et extraordinaire qu'est la formation de l'urine.

- Savez-vous que chaque minute 1200 ml de sang passent par les 2 reins pour y être purifié, ce qui constitue 20% du sang total de l'organisme pompé par le cœur? Donc, en un jour, les reins purifient 1700 litres de sang.

- Ce processus de filtration se déroule dans de toutes petites structures ou unités de filtration appelées néphrons.

- Chaque rein contient environ un million de néphrons. Chaque néphron est composé d'un glomérule et d'un tubule.

- Les glomérules sont des filtres et possèdent de minuscules

Des urines de petite quantité ou de grande quantité doivent faire rechercher une affection rénale.

---

pores qui permettent une filtration sélective. L'eau et les petites substances sont facilement filtrées à travers ces pores. Les substances d'un certain volume comme les globules rouges, les globules blancs, les plaquettes les protéines etc… ne peuvent pas traverser ces pores. C'est pour cela que les urines des personnes en bonne santé ne contiennent pas les grosses molécules.

- La première étape de la formation de l'urine se déroule au niveau du glomérule ou 125 ml d'urine par minute est filtrée. C'est étonnant que les reins forment 180 litres d'urine par 24 heures. Cette urine dite primitive ne contient pas que des déchets, des sels minéraux et des substances toxiques, elle contient également du glucose (sucre) et d'autres substances utiles à l'organisme.

- Par la suite, le rein réabsorbe ce dont le corps a besoin et avec beaucoup d'intelligence. Sur les 180 litres d'urine primitive filtrée qui arrivent aux tubules, 99% vont être réabsorbés et seulement 1% va être excrété sous forme d'urine dite définitive.

- C'est grâce à ce processus intelligent que toutes les substances essentielles et 178 litres de liquide sont réabsorbés et juste 1 à 2 litres d'eau contenant tous les déchets, les sels minéraux et toxiques seront excrétés.

- L'urine formée par le rein coule dans les uretères, passe dans la vessie avant d'être éliminée par l'urètre au moment de la miction.

Peut-on avoir des variations de volume des urines chez les personnes saines?

- Oui. La quantité d'eau ingérée et la température atmosphérique jouent un rôle majeur dans la détermination du volume des urines chez une personne saine.

- Quand on boit peu, les urines sont concentrées et leur volume est bas (environ 500 ml) mais si on boit beaucoup, le volume des urines excrétées augmente.

- En été, les fortes températures entrainent une augmentation de la production de sueurs et le volume des urines baisse. En hiver, les températures sont basses et on ne transpire pas, le volume des urines augmente.

- Si une personne boit la quantité d'eau normale mais urine moins de 500 ml ou plus de 3000 ml par jour, on doit explorer ses reins.

Symptômes des maladies rénales

Les symptômes des maladies rénales varient d'une personne à l'autre. Beaucoup de symptômes dépendent du type de la maladie et de sa sévérité. Souvent les signes sont généraux et vagues et c'est pour cela que les maladies rénales ne sont pas diagnostiquées tôt.

Symptômes Communs aux affections rénales

• L'œdème du visage

L'œdème de la face, des jambes et de l'abdomen est un symptôme fréquent en cas d'atteinte rénale. La particularité des œdèmes d'origine rénale, c'est qu'ils commencent au niveau du visage, au niveau des paupières et sont plus francs le matin au réveil.

L'insuffisance rénale est une cause fréquente d'œdèmes mais il faut savoir que tous les œdèmes ne sont pas forcément dus à une insuffisance rénale. Dans certaines maladies rénales et malgré une fonction rénale conservée (absence d'insuffisance rénale), on peut avoir des œdèmes (ex: syndrome néphrotique). Point important, on peut avoir une insuffisance rénale avérée sans pour autant avoir des œdèmes chez quelques patients.

• Manque d'appétit, nausées, vomissements

Le manque d'appétit, les anomalies du goût et l'anorexie sont des problèmes fréquents chez les insuffisants rénaux. Avec l'aggravation de l'insuffisance rénale et du fait de l'accumulation

> **Les œdèmes de la face, particulièrement des paupières sont un signe fréquent de maladies rénales.**

des substances toxiques dans l'organisme, le patient présente des nausées, vomissements et hoquet.

- **Anémie et faiblesse**

Une faiblesse générale, une fatigue rapide, le défaut de concentration dans le travail et la pâleur sont des plaintes fréquentes chez les personnes qui ont une anémie (taux d'hémoglobine bas). Dans certains cas, ce sont les seules plaintes des personnes atteintes d'insuffisance rénale au stade précoce. Si l'anémie ne répond pas aux traitements habituels, il est essentiel d'éliminer une insuffisance rénale.

- **Plaintes non spécifiques**

Douleur du bas du dos, courbatures, démangeaisons et crampes des jambes sont fréquentes en cas d'insuffisance rénale. Le retard de croissance, la petite taille et le fléchissement des os des jambes sont fréquents chez les enfants ayant une insuffisance rénale.

- **Plaintes urinaires**

Les plaintes urinaires les plus fréquentes sont :

1. Une réduction du volume des urines qui est à l'origine des œdèmes. Elle est très fréquente et dans plusieurs maladies rénales.

2. Des brûlures au moment de la miction, mictions fréquentes, présence de sang ou de pus dans les urines, ou autres signes d'infection urinaire.

3. Une obstruction à l'écoulement des urines qui peut entrainer des difficultés de miction, un faible jet urinaire ou une miction

---

Il faut éliminer un problème rénal si on détecte une hypertension artérielle chez le sujet jeune.

---

par regorgement ou goutte-à-goutte. Dans les cas les plus graves, il y a rétention d'urine et la personne ne peut plus se soulager.

Même si une personne présente l'un des symptômes cités, cela ne veut pas dire forcement qu'elle a une maladie rénale. Cependant, en cas de présence de ces symptômes, il est recommandé de consulter un médecin afin d'éliminer une affection rénale par des investigations.

Il est important de rappeler que certaines maladies rénales graves par ailleurs, peuvent être tout à fait silencieuses et sans symptômes pendant une longue durée.

Chapitre 4

Diagnostic des maladies rénales

L'adage «Mieux vaut prévenir que guérir» trouve tout son sens dans la prise en charge des maladies rénales. Celles comme la maladie rénale chronique sont incurable et le coût du traitement aux stades avancés est exorbitant. Une personne ayant une maladie aussi redoutable peut être asymptomatique, c'est à dire que la personne ne présente aucun symptôme apparent. Si le diagnostic est porté tôt, le malade peut être soigné par un traitement médical. Donc, chaque fois qu'on suspecte un problème rénal, il est judicieux de consulter sans tarder afin de faire un diagnostic précoce.

Qui devrait se faire explorer ses reins? Quels sont les facteurs de risque de développer une maladie rénale?

N'importe qui peut faire une maladie rénale mais le risque est plus important chez une personne:

- Ayant des symptômes d'une maladie rénale.
- Diabétique.
- Souffrant d'une hypertension artérielle non contrôlée.
- Ayant une histoire familiale de maladie rénale, diabète ou hypertension.
- Tabagique, obèse ou ayant plus de 60 ans.
- Sous traitement antalgique depuis longtemps.
- Ayant une histoire de malformations congénitales de l'arbre urinaire.

Les stades précoces de la maladie rénale chronique sont souvent asymptomatiques, les examens de laboratoire sont le seul moyen de la dépister.

Le dépistage chez les personnes à haut risque de développer une maladie rénale aide à connaitre le diagnostic précocement.

Comment diagnostiquer les problèmes rénaux? Quels sont les tests réalisés habituellement?

Pour diagnostiquer les affections rénales, le médecin établit l'histoire de la maladie, examine le patient et prend sa tension artérielle. Puis il prescrit des tests au niveau du sang, des urines et des radiographies.

1. Les tests urinaires

Différents paramètres peuvent être étudiés au niveau des urines afin de rechercher une maladie rénale.

Les tests urinaires de routine

- sont simples, peu coûteux et très utiles pour le diagnostic.

- Certaines anomalies urinaires fournissent d'importants indices diagnostiques. Mais des tests urinaires normaux n'écartent pas une affection rénale.

- La présence de protéines au niveau des urines (protéinurie) peut se voir dans plusieurs affections rénales. Elle ne doit jamais être négligée. La présence des protéines dans les urines peut être le premier signe, le plus précoce et l'unique anomalie d'une affection rénale chronique (également dans les affections cardiaques). Par exemple, la protéinurie est le premier signe de l'atteinte rénale au cours du diabète.

- La présence de pus (globules blancs) dans les urines indique la présence d'une infection des voies excrétrices urinaires.

> **Les tests urinaires sont très importants pour le diagnostic précoce des maladies rénales.**

- La présence de protéines et de globules rouges indique une maladie rénale inflammatoire (ex: glomérulonéphrite).

Microalbuminurie

La microalbuminurie signifie qu'une très faible quantité de protéines est présente dans les urines. Ce test fournit l'élément le plus précoce en faveur d'une atteinte rénale au cours du diabète. A ce stade, la maladie peut être réversible si un traitement approprié est mis en route. La protéinurie (albuminurie) est négative à ce stade.

Autres tests urinaires

- Albuminurie des 24 heures: chez les patients ayant une protéinurie positive, il est nécessaire de déterminer la valeur de cette protéinurie dans les urines de 24h. Ce test permet d'évaluer la sévérité de la maladie et d'adapter le traitement pour faire baisser les valeurs.

- Culture des urines et étude de la sensibilité des bactéries aux antibiotiques: cet examen nécessite 48 à 72 heures et donne des informations sur le type de bactérie responsable de l'infection du tractus urinaire, son degré de résistance aux antibiotiques guidant ainsi le choix des antibiotiques les plus efficaces pour la traiter.

- Recherche de BAAR dans les urines: à la recherche d'une tuberculose urinaire.

2. Les Tests sanguins

Plusieurs examens sanguins sont nécessaires pour établir le diagnostic de maladies rénales.

Le dosage de la créatinine dans le sérum est le test sanguin standard pour dépister et surveiller une insuffisance rénale.

• Créatinine et Urée

Les concentrations sanguines en créatinine et en urée reflètent le fonctionnement des reins. La Créatinine et l'urée sont 2 déchets que le rein enlève du sang. Si la fonction rénale est altérée, les concentrations de la créatinine et de l'urée augmentent. La valeur normale de la créatininémie se situe entre 0.9 et 1.4 mg/dl (9 – 14 mg/l) et la valeur normale de l'urée sanguine se situe entre 20 et 40 mg/dl (0,2 – 0,4 g/l). L'augmentation des concentrations suggère une altération de la fonction rénale. La créatininémie est plus fiable que l'urée pour évaluer la fonction rénale.

• Hémoglobine

Les reins sains participent à la fabrication des globules rouges qui contiennent l'hémoglobine. Si le taux d'hémoglobine est bas, on parle d'anémie. L'anémie est fréquente en cas de maladie rénale chronique. Cependant, l'anémie peut survenir au cours d'autres maladies. Donc, l'anémie n'est pas spécifique des maladies rénales.

• Autres tests sanguins

On demande habituellement d'autres analyses comme la glycémie (taux de sucre dans le sang), le taux des protéines dans le sang, le cholestérol, les électrolytes (sodium, potassium et chlore), la calcémie, la Phosphorémie, le taux des bicarbonates, le titre des ASLO, le complément…etc.

3. les examens radiologiques

• Echographie des reins

L'échographie est un examen simple, utile, rapide et sans danger pour le patient et qui fournit certaines informations comme la taille

---

Les tests les plus importants pour le dépistage des maladies rénales sont les tests urinaires, la créatinine sérique et l'échographie des reins.

---

des reins, la présence de kystes ou de tumeurs. L'échographie permet également de détecter les obstacles sur les voies urinaires (reins, uretères ou vessie). En cas d'insuffisance rénale chronique, les reins sont souvent de petite taille.

- **Abdomen sans préparation**

Cet examen est utile pour rechercher des calculs au niveau du système urinaire.

- **Urographie Intra-Veineuse (UIV)**

L'UIV (aussi appelée pyélographie intra-veineuse) est une série de radiographies particulières. Durant sa réalisation, on injecte un produit dit radio-opaque, c'est-à-dire visible sur les clichés. L'injection se fait dans l'une des veines du bras. Apres injection, le produit passe par le rein et il est excrété dans les urines. Donc, les urines deviennent opaques aux rayons X et permettent ainsi la visualisation du tractus urinaire: reins, uretères et vessie. Les clichés radiologiques pris en série et à des moments déterminés montrent l'anatomie et le fonctionnement du système urinaire. L'UIV permet de voir les calculs, les obstructions, les tumeurs ainsi que les anomalies de fonction et de structure des reins.

En cas d'insuffisance rénale, l'UIV n'est pas recommandée du fait de l'injection du produit de contraste qui peut endommager le fonctionnement des reins déficients. En effet, l'excrétion du produit peut être très lente et la visualisation des reins peut être insuffisante. C'est un test qui est aussi contre-indiqué en cas de grossesse. Du fait de la disponibilité de l'échographie et du scanner, l'UIV est de moins en moins utilisée de nos jours.

- **La cystographie rétrograde (CGR)**

Anciennement appelée urétrocystographie per-mictionnelle

> **L'échographie rénale est un examen sûr, simple qui permet d'évaluer la taille, la forme et la localisation des reins.**

(UCGM), elle est le plus souvent utilisée chez les enfants en cas d'infection de l'appareil urinaire à répétition. Durant ces radiographies, la vessie est remplie par un produit radio-opaque grâce à une sonde stérile. Après le remplissage, on demande au patient d'uriner. Les radiographies réalisées durant la miction nous renseignent sur la vessie et l'urètre. Ce test est indiqué pour le diagnostic du reflux vésico-urétéral (remontée des urines vers les uretères voire les reins au lieu de descendre par l'urètre) et dans les anomalies de la vessie et de l'urètre.

- **Autres examens radiologiques**

Pour le diagnostic de certaines affections rénales, des explorations spéciales comme le scanner des reins et des voies excrétrices, l'échographie-Doppler rénale, la scintigraphie rénale, l'angiographie rénale, la pyélographie antérograde et rétrograde etc.... sont très utiles.

4. Autres explorations spéciales

La biopsie rénale, la cystoscopie, et les explorations urodynamiques peuvent être nécessaires au diagnostic de certaines maladies rénales.

Biopsie rénale

La biopsie rénale est utile pour le diagnostic de certaines affections rénales.

Qu'appelle-t-on biopsie rénale?

Durant la biopsie rénale, un petit fragment du rein est prélevé grâce à une aiguille ou trocart. Le prélèvement ainsi obtenu est étudié sous microscope. Ainsi, la biopsie rénale est réalisée pour connaitre la nature exacte des lésions au cours de certaines maladies rénales.

La biopsie rénale est réalisée pour avoir un diagnostic exact de certaines affections rénales.

Quelles sont les informations fournies par la biopsie rénale?

Dans certaines maladies rénales, les renseignements fournis par l'histoire de la maladie, l'examen clinique et les explorations usuelles ne sont pas suffisantes pour poser un diagnostic. Dans ces cas, seule la biopsie rénale permet de poser le diagnostic exact.

Comment la biopsie rénale peut-elle aider au diagnostic?

La biopsie rénale permet de poser certains diagnostics spécifiques. Grâce aux informations fournies, le néphrologue peut prescrire un traitement adéquat et informe le patient et sa famille sur le pronostic de la maladie et son évolution.

Quelle est la technique de la biopsie rénale?

La méthode la plus utilisée est la biopsie percutanée par un trocart creux qui traverse la peau et arrive jusqu'au rein. L'autre méthode est chirurgicale, la biopsie se pratiquant après incision.

Comment réalise-t-on la biopsie rénale?

- Le patient est admis à l'hôpital et est consentant.

- Avant de réaliser la biopsie rénale, on doit s'assurer que la pression artérielle est normale et les tests de coagulation du sang sont normaux également. La prise d'anticoagulants (comme l'aspirine) doit être suspendue 1 à 2 semaines avant le geste.

- L'échographie rénale est réalisée avant le geste pour guider la biopsie. Le point de biopsie se situe sous la dernière côte, à la partie supérieure de la taille, à côté des muscles du dos.

- On demande au patient de se coucher sur le ventre (décubitus ventral) en ayant le ventre au-dessus d'un oreiller. Le patient

---

La biopsie rénale est souvent réalisée par une aiguille fine chez un malade conscient.

---

est conscient durant l'acte. La biopsie rénale est réalisée sous anesthésie chez les enfants, ainsi, ils sont endormis.

- Apres avoir soigneusement nettoyé la peau, on réalise une anesthésie locale afin de réduire la douleur.

- Avec le trocart de biopsie, on prélève 2 ou 3 petits fragments du rein. Ces échantillons sont envoyés au pathologiste qui les examinera sous microscope.

- Apres la biopsie, on applique une pression au niveau du site du prélèvement pour prévenir les saignements. Le patient est gardé en observation 6 à 12 heures et quitte l'hôpital le lendemain.

- Le patient ne doit pas soulever des objets lourds ou faire de l'exercice physique pendant 2 à 4 semaines après la biopsie.

Y a-t-il des risques dans la biopsie rénale?

Comme tout acte chirurgical, des complications peuvent survenir chez quelques patients après la biopsie rénale. Une douleur locale, des urines rouges une ou deux fois ne sont pas rares mais souvent ces symptômes disparaissent spontanément. Dans de rares cas, le saignement persiste nécessitant une transfusion sanguine. Dans des cas exceptionnels de persistance de saignement, on peut avoir recours à la chirurgie pour enlever le rein qui saigne (néphrectomie).

Parfois, le prélèvement réalisé est insuffisant pour porter un diagnostic (environ 1 cas sur 20) et on doit reprendre la biopsie rénale.

La biopsie rénale est réalisée pour avoir un diagnostic exact de certaines affections rénales.

Chapitre 5

Les maladies rénales les plus fréquentes

Les maladies rénales sont séparées en 2 groupes:

- **Affections médicales:** comme l'insuffisance rénale, les infections du tractus urinaire et le syndrome néphrotique sont traités par des médicaments prescrits par les néphrologues. Les insuffisants rénaux à un stade avancé ont besoin de dialyse ou de transplantation rénale.

- **Affections chirurgicales:** les urologues traitent les affections rénales chirurgicales comme les calculs urinaires, les problèmes prostatiques et les cancers des voies urinaires par des opérations chirurgicales, de l'endoscopie et la lithotripsie.

Quelle est la différence entre l'urologue et le néphrologue?

Les néphrologues sont des médecins praticiens et les urologues des chirurgiens spécialisés dans les affections rénales et urinaires.

Principales affections rénales	
Affections médicales	**Affections chirurgicales**
Insuffisance rénale aiguë	Maladie lithiasique (calculs)
Maladie rénale chronique	Problèmes de prostate
Infection du tractus urinaire	Anomalies urinaires Congénitales
Syndrome Néphrotique	Cancer

Insuffisance rénale

La réduction de la capacité du rein à filtrer et excréter les

---

L'insuffisance rénale aigue est une perte brutale des fonctions des reins. Avec un traitement de courte durée, les reins récupèrent généralement.

déchets et à maintenir un bon équilibre électrolytique est appelée insuffisance rénale. L'augmentation des valeurs de la créatinine et de l'urée au niveau sanguin suggèrent une insuffisance rénale.

On distingue habituellement l'insuffisance rénale aigue et chronique.

Insuffisance rénale aiguë

La réduction soudaine ou la perte de la fonction du rein est désignée sous le vocable insuffisance rénale aiguë (IRA) ou agression rénale aiguë. Le volume des urines baisse le plus souvent. Les causes les plus fréquentes de l'insuffisance rénale aigue sont les diarrhées, les vomissements, le paludisme, le choc septique, certains médicaments (inhibiteurs de l'enzyme de conversion, anti-inflammatoires non stéroïdiens) etc... Avec un traitement médical approprié associé à quelques séances de dialyse à temps, le rein reprend ses fonctions dans la majorité des cas.

Insuffisance rénale chronique

La perte progressive et irréversible de la fonction rénale sur plusieurs mois ou années est désignée sous le vocable insuffisance rénale chronique (IRC). En cas d'IRC, la fonction rénale se perd lentement et de manière continue. Après une période plus ou moins longue, les reins s'arrêtent de fonctionner de manière définitive et complète. Cet état avancé de l'IRC et qui menace le pronostic vital s'appelle: insuffisance rénale chronique terminale ou IRCT.

La maladie rénale chronique est une maladie silencieuse et sournoise qui évolue à bas bruit. Au stade de début, les signes cliniques sont discrets voire absents. On peut sentir une fatigue, un

---

La perte progressive et irréversible de la fonction rénale sur plusieurs mois ou années est nommée insuffisance rénale chronique.

---

manque d'appétit, des œdèmes, une augmentation de la pression artérielle etc... Les 2 principales affections qui entrainent une IRC sont le diabète et l'hypertension.

La présence de protéines dans les urines, l'augmentation des valeurs de la créatinine dans le sang et la petite taille des reins à l'échographie sont les signes les plus importants qui indiquent une IRC. Les valeurs de la créatinine dans le sang reflètent la sévérité de l'IRC et augmentent progressivement avec l'évolution de la maladie.

Dans les stades précoces de l'IRC, le patient a besoin d'un traitement médical et d'un régime alimentaire approprié. Il n'y a pas de traitement curable de cette maladie. L'objectif du traitement est de retarder l'évolution de la maladie, prévenir les complications et permettre au patient de vivre correctement pendant une longue période en dépit de la sévérité de la maladie.

Quand la maladie progresse vers le stade terminal (IRCT), le rein perd plus de 90% de ses fonctions et la créatinine dépasse 8 à 10 mg/dl (80 – 100 mg/l). Les seuls traitements efficaces à ce stade sont la dialyse (hémodialyse et dialyse péritonéale) et la transplantation rénale.

La dialyse est un processus de filtration pour enlever les déchets et l'excès de liquide accumulé dans le corps quand le rein s'arrête de fonctionner. La dialyse ne guérit pas l'IRCT. Les patients ayant une IRCT ont besoin de dialyse régulière toute la vie, du moins jusqu'à la réalisation de la transplantation rénale. Deux méthodes de dialyse existent: l'hémodialyse (HD) qui est la plus utilisée et la dialyse péritonéale (DP).

Durant l'HD, on utilise une machine qui extrait les déchets du

---

La dialyse est une méthode artificielle qui permet d'éliminer les déchets toxiques et l'eau en excès du sang quand les reins sont défaillants.

sang et les liquides en excès. La DP continue ambulatoire est une autre méthode d'épuration qui se fait à domicile ou au lieu du travail sans avoir besoin d'une machine.

La transplantation rénale est l'option thérapeutique la plus efficace. C'est le seul traitement curatif de l'IRCT.

Infections urinaires

Les brulures mictionnelles, les mictions fréquentes, les douleurs du bas du ventre sont les signes les plus fréquents de l'infection urinaire. L'examen des urines à la bandelette urinaire révèle la présence de globules blancs.

La majorité des patients répondent favorablement au traitement antibiotique. Chez les enfants, les infections urinaires doivent être bien traitées. Le retard du traitement ou un traitement inadapté peuvent entrainer des lésions irréversibles au niveau des reins.

Chez les patients présentant des infections urinaires à répétition, il est important de rechercher une obstruction urinaire, des calculs urinaires, des malformations du tractus urinaire ou une tuberculose génito-urinaire par d'autres investigations. La cause la plus fréquente des infections urinaires récurrentes chez les enfants est le reflux vésico- urétéral (RVU). Le RVU est une anomalie congénitale qui favorise le retour des urines de la vessie vers les uretères puis de remonter jusqu'aux reins.

Syndrome néphrotique

Le syndrome néphrotique est une affection rénale observée plus fréquemment chez les enfants par rapport aux adultes. Il se manifeste par des poussées d'œdèmes essentiellement. La présence de protéines dans les urines (plus de 3.5 g/24 heures), la

---

Une prise en charge retardée ou inadéquate des ITU chez l'enfant peut être à l'origine de lésions irréversibles sur des reins en croissance.

---

baisse du taux de protéines dans le sang, l'élévation du cholestérol dans le sang, la pression sanguine et la fonction rénale normales sont autant de signes retrouvés dans le syndrome néphrotique.

Cette maladie répond bien au traitement médical. Quelques patients guérissent définitivement après traitement.

Chez d'autres patients, la maladie récidive. Ainsi, l'alternance poussées-rémissions avec récidive des œdèmes est caractéristique du syndrome néphrotique.

Comme c'est une maladie qui récidive pendant des années, elle inquiète plus les enfants et leurs parents mais il est important de signaler que c'est une affection qui a un bon pronostic à long terme chez les enfants. Ils mènent une vie normale avec des reins qui fonctionnent normalement.

Les calculs rénaux

Les calculs rénaux sont fréquents. Ils peuvent se localiser au niveau des reins, uretères ou de la vessie. Les signes des calculs rénaux sont sévères à type de douleur insupportable, nausées, vomissements, présence de sang dans les urines etc... Cependant, certains patients ayant des calculs rénaux depuis une certaine période ne présentent aucun signe (calculs asymptomatiques).

Pour poser le diagnostic, on fait une radiographie de l'abdomen sans préparation et une échographie.

La plupart des petits calculs sont éliminés naturellement avec les urines après boissons abondantes. Si les calculs sont responsables de douleurs sévères, infections récurrentes, obstruction des voies urinaires ou altérations du rein, il est nécessaire de les enlever. La méthode choisie dépend de la taille des calculs, leur localisation

---

Les calculs rénaux peuvent demeurer asymptomatiques pendant de longues années.

---

et leur type. Les méthodes les plus utilisées sont la lithotripsie, l'endoscopie ou la chirurgie.

La récidive des calculs se voit dans 50 à 80% des cas, c'est pour cela qu'on conseille de boire beaucoup d'eau, de faire un régime et un check-up régulier.

Hypertrophie bénigne de la prostate (HBP)

La glande prostatique est présente uniquement chez les hommes. Elle se situe juste sous la vessie et entoure une partie de l'urètre. Elle augmente de volume après la cinquantaine. Cette augmentation du volume de la prostate peut comprimer l'urètre et gêner la miction chez les hommes âgés.

Elle se manifeste par des mictions fréquentes (surtout la nuit) et des gouttes- à -gouttes à la fin de la miction. L'examen de la prostate se fait par le toucher rectal (le médecin introduit le doigt dans le rectum du patient) ce qui permet l'appréciation du volume, du poids et de la consistance de la prostate.

Cet examen, complété par une échographie sont les 2 examens essentiels pour poser le diagnostic d'une hypertrophie bénigne de la prostate (HBP). La plupart des patients ayant une HBP modérée peuvent être traités efficacement pendant une longue période par des médicaments. En cas de signes sévères ou une très grosse prostate, on réalise une résection de la prostate (prostatectomie) au cours d'une endoscopie.

L'HBP est la cause la plus fréquente des problèmes urinaires chez les hommes âgés.

Chapitre 6

Mythes et réalités autour des maladies rénales

Mythe: toutes les maladies des reins sont incurables.

Réalité : Non, pas du tout. Les maladies rénales sont curables si le diagnostic est fait tôt et le traitement administré aussitôt. Souvent, la maladie arrête sa progression ou progresse très lentement.

Mythe: l'insuffisance rénale peut se manifester dès qu'un rein est défaillant.

Réalité: Non, l'insuffisance rénale survient quand les 2 reins sont atteints. Souvent, en cas d'atteinte d'un seul rein, il n'y a pas de manifestations cliniques et les valeurs de la créatinine et de l'urée dans le sang sont normales. Mais en cas d'atteinte des 2 reins, les déchets s'accumulent dans le corps et la créatinine et l'urée augmentent dans le sang suggérant une insuffisance rénale.

Mythe: en cas de maladie rénale, les œdèmes signifient qu'il y a insuffisance rénale.

Réalité: Non. Dans certains affections rénales, les œdèmes sont présents alors que la fonction rénale est tout à fait normale (ex : syndrome néphrotique).

Mythe: les œdèmes sont présents chez tous les patients insuffisants rénaux.

Réalité: Non. Les œdèmes sont présents chez la majorité des patients ayant une insuffisance rénale mais pas tous. Les patients avec insuffisance rénale avancée sans œdème sont rares mais existent. En effet, l'absence d'œdèmes n'écarte pas la possibilité d'une insuffisance rénale.

Mythe: tous les patients ayant une maladie rénale doivent boire beaucoup d'eau.

Réalité: Non. La réduction de l'excrétion urinaire entraine d'importants œdèmes en cas de maladie rénale. Il est donc nécessaire de faire une restriction hydrique pour maintenir un bon équilibre chez certains patients ayant certaines maladies rénales. Cependant, les patients souffrant de calculs rénaux ou d'infection des voies urinaires et ayant une fonction rénale normale doivent boire beaucoup d'eau.

Mythe: je suis bien donc je ne crois pas avoir des problèmes au niveau de mes reins.

Réalité: La plupart des patients sont asymptomatiques (ils n'ont aucun symptôme) durant les stades précoces de la maladie rénale chronique. Seules les valeurs biologiques élevées de la créatinine et de l'urée sont les seuls arguments clés à ces stades.

Mythe: Je me sens bien et mieux, je ne pense pas avoir encore besoin de traitement pour mes problèmes rénaux.

Réalité: Plusieurs patients ayant une maladie rénale chronique se sentent bien avec le traitement approprié et donc ils arrêtent leurs médicaments et leur régime. L'interruption des médicaments et le non-respect du régime peuvent être dangereux. Ils peuvent conduire à une altération rapide de la fonction rénale nécessitant le recours à la dialyse ou à la transplantation dans des délais beaucoup plus courts.

Mythe: Ma créatinine est un peu élevée dans le sang mais je me sens parfaitement bien donc je ne dois pas m'inquiéter.

Réalité : Toute augmentation même minime de la créatinine dans le sang signifie qu'il y a atteinte rénale et invite à la prudence. Il y a des maladies du rein qui peuvent l'endommager. Il faut donc consulter le néphrologue le plus rapidement possible. Essayons de comprendre l'importance de l'augmentation de la créatinine dans le sang (même minime) durant les différents stades de la maladie rénale chronique.

Les stades précoces de la maladie rénale chronique sont souvent asymptomatiques et l'élévation de la créatinine dans le sang est le seul indicateur de l'affection. Une créatininémie de 1.6 mg/dl (16 mg/l) signifie que plus de 50% de la fonction rénale est perdue, ce qui est significatif. La détection d'une maladie rénale chronique et l'initiationdu traitement adéquat et précocement est le seul garant d'une stabilisation voire amélioration de la maladie. Le traitement suivi par le néphrologue permet de préserver la fonction rénale pendant longtemps.

Quand la créatinine arrive à 5.0 mg/dl (50 mg/l), cela signifie que 80% de la fonction rénale est perdue. Cette valeur signifie une altération profonde de la fonction rénale. Le traitement médical approprié permet de préserver ce qui en reste mais c'est le dernier stade de l'insuffisance rénale et les chances de récupération sont malheureusement minimes.

Quand la créatinine arrive à 10 mg/dl (100 mg/l), cela signifie que 90% de la fonction rénale est perdue et que l'insuffisance rénale est au stade terminal. A ce stade, le traitement médical n'a plus d'effet et la plupart des patients ont besoin de dialyse.

Mythe: la dialyse réalisée une fois chez un patient devient une nécessité permanente.

Réalité: Non, le temps en dialyse nécessaire pour un malade dépend du type de l'insuffisance rénale.

Une insuffisance rénale aigue est temporaire et réversible. Quelques patients nécessitent le recours temporaire à la dialyse mais le plus souvent suite au traitement médical associé à quelques séances de dialyse, le rein récupère ses fonctions et complètement. Le retard de la mise en route de la dialyse par peur que ce besoin soit permanent menace le pronostic vital.

La maladie rénale chronique progresse de manière irréversible vers l'insuffisance rénale. A un stade avancé ou stade terminal, la nécessité d'une dialyse à vie s'impose.

Mythe: La dialyse guérit l'insuffisance rénale.

Réalité: Non, la dialyse ne guérit pas l'insuffisance rénale mais c'est un traitement efficace et qui sauve la vie des malades en insuffisance rénale en débarrassant leur sang des déchets toxiques et des excès en liquides et en corrigeant les troubles électrolytiques et acido-basiques. La dialyse joue le rôle du rein qui n'est plus en mesure de faire son travail . Elle permet aux patients de devenir asymptomatiques et d'être en bonne santé malgré leur insuffisance rénale sévère.

Mythe: En cas de transplantation rénale, un homme ne peut pas donner de rein à une femme et vice versa, la transplantation n'étant pas possible entre les 2 sexes.

Réalité: Hommes et femmes peuvent donner au sexe opposé puisque la structure et les fonctions du rein sont pareilles chez les deux.

Mythe: Le don de rein peut affecter la santé et les fonctions sexuelles chez le donneur.

Réalité: Le don de rein est parfaitement inoffensif et sécurisé et n'a aucune action sur la santé des donneurs ni sur leurs fonctions sexuelles. Les donneurs vivent normalement, se marient et ont des enfants.

Mythe: En cas de désir de transplantation de rein, on peut en acheter.

Réalité: La vente ou l'achat de rein est un crime. Le rein transplanté venant d'un donneur vivant non apparenté a plus de risque de rejet qu'un rein venant d'un apparenté.

Mythe: Maintenant, ma tension s'est normalisée et je n'ai plus besoin de traitement contre l'hypertension. Je me sens mieux quand je n'en prends pas donc pourquoi je vais continuer à en prendre?

Réalité: Plusieurs patients hypertendus arrêtent le traitement si la tension devient normale, d'autant plus qu'ils ne présentent plus de symptômes ou sont mieux sans ce traitement. Mais l'hypertension artérielle non contrôlée est une tueuse silencieuse qui peut entrainer des complications à long terme comme des crises cardiaques, une insuffisance rénale et des accidents vasculaires cérébraux. Donc, pour protéger ces organes nobles du corps, il est indispensable de prendre régulièrement ses traitements et de mesurer régulièrement sa tension même en l'absence de symptômes et qu'on est bien portant.

Mythe: Seuls les hommes possèdent des reins dans une poche entre les jambes.

Réalité: Aussi bien chez les hommes que chez les femmes, les reins sont localisés dans la partie arrière et haute de l'abdomen et ils ont la même taille et les mêmes fonctions. Ce que les hommes ont dans un sac entre les jambes ce sont des organes de reproduction ou testicules.

Chapitre 7

Prévention des maladies rénales

Les maladies rénales sont des tueuses silencieuses. Elles évoluent souvent vers une perte progressive des fonctions rénales et au stade ultime nécessitent la dialyse ou la transplantation rénale pour vivre en bonne santé. A cause du coût exorbitant et des soucis de disponibilité, dans les pays en voie de développement, seul 5 à 10% des insuffisants rénaux ont accès à la dialyse ou à la transplantation rénale. Le reste décède sans avoir accès au traitement. La maladie rénale chronique est fréquente et ne se soigne pas, la prévention reste donc l'unique alternative. Le diagnostic et le traitement précoces peuvent prévenir ou ralentir la progression ou aider à allonger le délai d'entrée en dialyse ou la transplantation.

Comment prévenir les maladies rénales?

Ne négligez jamais vos reins. D'importants aspects de la prévention des maladies rénales sont discutés en 2 parties:

1. Précautions pour personnes saines.

2. Précautions pour personnes atteintes de maladie rénale.

Précautions pour personnes saines

Les sept conseils pour protéger vos reins:

1. Soyez en forme et actif

L'exercice physique régulier et une activité physique régulière maintiennent la pression sanguine et la glycémie normales. Ainsi, l'exercice physique, en réduisant le risque de diabète et de l'hypertension artérielle, réduit le risque de maladie rénale chronique.

2. mangez sain et équilibre

Il faut manger des aliments sains avec beaucoup de fruits et légumes frais. Il faut diminuer la consommation de plats raffinés, le sucre, le gras et la viande. La réduction de la consommation du sel à partir de l'âge de 40 ans permet de prévenir l'hypertension et les calculs rénaux.

3. Maintenez votre poids normal

Il faut maintenir votre poids en mangeant une alimentation saine et variée et en faisant de l'exercice physique. Ceci aide à prévenir le diabète, les maladies du cœur et d'autres maladies pouvant favoriser la maladie rénale chronique.

4. Arrêtez de fumer le tabac et ses dérivés

Fumer peut favoriser l'athérosclérose qui réduit le flux sanguin au niveau des reins, ce qui réduit leur capacité de travailler correctement.

5. Evitez les médicaments en vente libre

Il ne faut pas abuser de médicaments antalgiques plus que nécessaire. Les médicaments comme les anti-inflammatoires non stéroïdiens comme l'ibuprofène sont pourvoyeurs de lésions rénales et même d'insuffisance rénale si on les prend régulièrement. Vous devez consulter un médecin qui trouvera le moyen de soigner votre douleur sans risque d'endommager vos reins.

6. Buvez beaucoup d'eau

Boire beaucoup d'eau (environ 3 litres par jour) aide à diluer les urines, à éliminer tous les déchets toxiques du corps et prévenir les calculs rénaux.

7. Faites un check-up rénal chaque année

Les maladies rénales sont souvent silencieuses et asymptomatiques jusqu'à un stade avancé. Le moyen le plus sûr et le plus efficace, malheureusement sous-utilisé, pour poser le diagnostic des maladies rénales à un stade précoce reste le check-up régulier. Un check-up rénal annuel est indispensable chez les patients souffrant de diabète, d'hypertension artérielle, d'obésité ou ayant une histoire familiale de maladie rénale. Si vous aimez vos reins (et mieux encore si vous vous aimez vous-mêmes), n'oubliez pas de faire régulièrement un check-up après l'âge de 40 ans. Des méthodes simples pour dépister les maladies rénales sont la prise annuelle de la tension artérielle, l'examen des urines à la bandelette urinaire et la mesure de la créatinine dans le sang.

Précautions chez les Patients atteints de maladies rénales

1. être conscient des maladies rénales et de l'importance du diagnostic précoce

Il faut être alerte et surveiller les symptômes des maladies rénales. Les symptômes les plus fréquents sont les œdèmes de la face et des jambes, la perte de l'appétit, nausées, vomissements, pâleur, fatigue, mictions fréquentes, présence de sang ou de protéines dans les urines. Si vous avez ces symptômes, il faut consulter un médecin qui prescrira un bilan rénal.

2. Précautions chez les diabétiques

Pour tout patient diabétique, il est important de prévenir la maladie rénale parce que le diabète est un grand pourvoyeur de maladie rénale chronique et d'insuffisance rénale de par le monde. Presque 45% des nouveaux cas de maladie rénale à un stade terminal sont dus au diabète. Pour détecter l'atteinte rénale chez les diabétiques, il faut un bilan tous les 3 mois associant une prise de la tension artérielle et la recherche de protéines dans les urines avec les bandelettes. Le meilleur test de dépistage de la néphropathie diabétique à un stade très précoce est la microalbuminurie (MA), ce test doit être fait chaque année ainsi que le dosage de la créatinine ou le débit de filtration glomérulaire pour évaluer la fonction rénale.

Une hypertension artérielle, la présence de protéines dans les urines, les œdèmes, des hypoglycémies fréquentes, une réduction des besoins en insuline et la survenue de l'atteinte des yeux (rétinopathie diabétique) sont d'importants indices de l'atteinte rénale au cours du diabète. Il faut se méfier de ces signes d'alarme et consulter le plus tôt possible.

Pour prévenir la néphropathie diabétique, tous les patients diabétiques doivent avoir un bon contrôle de leurs glycémies, une tension artérielle qui ne dépasse pas 130/80 mm Hg sous inhibiteurs de l'enzyme de conversion ou les ARA2 qui sont les médicaments de l'hypertension les plus utilisés chez les diabétiques. Ils doivent réduire les protéines dans leur alimentation et contrôler leur cholestérol également.

3. Précautions chez les malades hypertendus

L'hypertension artérielle est la seconde cause la plus fréquente de la maladie rénale chronique et qu'on peut prévenir. La plupart des hypertendus sont asymptomatiques. Beaucoup de patients hypertendus prennent leur traitement de manière irrégulière ou l'arrêtent tout simplement. Quelques patients arrêtent leur traitement parce qu'ils se sentent plus à l'aise sans médicament. Mais cela est dangereux. Une pression artérielle élevée durant longtemps peut conduire à de sérieux problèmes comme l'insuffisance rénale chronique et l'infarctus du myocarde.

Pour prévenir la maladie rénale chronique, tous les patients hypertendus doivent prendre leurs médicaments régulièrement afin de maintenir leur pression normale et avoir un régime sans sel. Le but du traitement est une pression inférieure à 130/80 mm

Hg. Pour le dépistage précoce d'une éventuelle atteinte rénale, un examen des urines à la bandelette urinaire et une créatinine dans le sang doivent être pratiqués au moins une fois par an.

4. Précautions en cas de maladie rénale chronique (MRC)

La MRC est une maladie incurable mais le diagnostic précoce, les restrictions alimentaires et un traitement approprié peuvent retarder l'évolution vers le stade terminal et ainsi retarder le recours à la dialyse et à la transplantation rénale.

Le contrôle rigoureux et permanent de l'hypertension artérielle est le moyen le plus efficace pour prévenir la maladie rénale chronique. Il est donc fortement recommandé de maintenir les chiffres de pression artérielle inférieurs à 130/80 mm Hg. Le meilleur moyen de contrôler parfaitement les chiffres de la pression artérielle est sa mesure régulière à la maison en notant les résultats dans un carnet. Ceci peut aider le médecin à ajuster le traitement antihypertenseur.

Chez les patients ayant une MRC, des facteurs comme l'hypotension, la déshydratation, l'obstruction des voies urinaires, le sepsis, les médicaments néphrotoxiques etc… doivent être identifiés. La prise en charge de ces facteurs permet d'améliorer le pronostic rénal chez ces malades.

5. Diagnostic précoce et traitement de la polykystose rénale

La polykystose rénale autosomique dominante (PKRAD) est la plus fréquente et la plus sévère des maladies rénales héréditaires. Elle concerne 6 à 8% des patients en dialyse. Un adulte ayant une histoire familiale de PKRAD a beaucoup de risques d'en avoir et on doit lui proposer une échographie rénale afin de le dépister. La PKRAD n'est pas curable mais des mesures comme le contrôle de la pression artérielle, le traitement des infections urinaires, les restrictions alimentaires et le soutien psychologique peuvent aider à améliorer les symptômes, à prévenir les complications et à retarder l'évolution vers le stade de l'insuffisance rénale terminale.

6. Diagnostic et traitement précoces des infections urinaires chez les enfants

Les infections du tractus urinaire (ITU) doivent être suspectées chez tout enfant qui présente une fièvre inexpliquée, des mictions fréquentes, une miction douloureuse ou des brûlures mictionnelles, un manque d'appétit ou un faible gain pondéral.

Il est important de rappeler que toutes les infections urinaires, surtout celles accompagnées de fièvre, peuvent endommager les reins, particulièrement en cas de retard de diagnostic, de retard de prise en charge ou de traitement insuffisant. Les lésions rénales peuvent être à type de cicatrices rénales, retard de croissance des reins, élévation de la pression artérielle avec risque d'évolution plus tard dans la vie vers l'insuffisance rénale. C'est pour cela, les ITU chez les enfants doivent être diagnostiquées et traitées très tôt et correctement. Elles nécessitent aussi des investigations à la recherche d'anomalies morphologiques qui prédisposent aux ITU ou bien des facteurs de risque. Le reflux vésico-urétéral (RVU) est la cause la plus fréquente, présent chez environ 50% des enfants ayant des ITU à répétition. Le suivi médical est obligatoire chez les enfants ayant fait une ITU.

7. Les infections récurrentes du tractus urinaire chez l'adulte

Tous les patients ayant des ITU récurrentes ou répondant mal au traitement doivent faire rechercher des facteurs prédisposant. Certaines causes sous-jacentes (ex: obstruction des voies urinaires, maladie lithiasique rénale etc…) exposent au risque de lésions rénales en l'absence de traitement. Ainsi, il est important de faire le diagnostic et de traiter les causes sous- jacentes.

8. Traitement des calculs rénaux et de l'hypertrophie bénigne de la prostate (HBP)

Un grand nombre de patients ayant des calculs rénaux sont asymptomatiques et donc ne remarquent pas la maladie et ne se soignent pas à temps. Plusieurs hommes âgés ont une HBP et négligent les symptômes pendant longtemps. L'absence de traitement des calculs rénaux et de l'HBP peut entrainer des lésions au niveau des reins. Il est donc nécessaire de bien suivre ces patients et de les traiter à temps afin de protéger leurs reins.

9. N'ignorez pas l'hypertension artérielle du sujet jeune

L'hypertension artérielle chez le sujet jeune est inhabituelle et nécessite toujours une exploration exhaustive à la recherche d'une cause curable. Les maladies rénales constituent une des causes les plus fréquentes de l'hypertension artérielle sévère chez les jeunes. Chez tout patient jeune avec une hypertension artérielle, une évaluation générale à la recherche d'une affection rénale et son traitement précoce sont les seules garanties préserver les reins.

10. Traitement précoce de l'insuffisance rénale aigue

Parmi les causes les plus fréquentes de l'insuffisance rénale aigue (réduction voire arrêt brutal du fonctionnement des reins) figurent les diarrhées, les vomissements, le paludisme, l'hypotension, le sepsis, certains médicaments comme les inhibiteurs de l'enzyme de conversion et les AINS etc… Le traitement précoce de ces différentes causes peut prévenir la survenue d'une insuffisance rénale aigue.

11. Prudence en cas d'utilisation de médicaments

Il faut être vigilant, plusieurs médicaments en vente libre (surtout les antalgiques et les analgésiques) sont pourvoyeurs de lésions rénales, surtout chez les personnes âgées. L'usage de ces médicaments est courant mais les effets secondaires susceptibles de se produire sont rarement divulgués. Il faut donc éviter l'utilisation de ces molécules analgésiques en cas de maux de tête ou de courbatures. Il faut également éviter l'automédication et les traitements superflus. Les médicaments pris sur ordonnance et sous surveillance médicale sont plus sûrs. C'est une erreur de croire que les médicaments naturels (herbes chinoises, médicaments ayurvédiques, médicaments traditionnels) et les suppléments diététiques sont sans risque. Les métaux lourds contenus dans les médicaments ayurvédiques peuvent léser les reins.

12. Précautions en cas de rein unique

Les personnes ayant un rein unique mènent une vie normale et saine. C'est parce qu'ils n'ont pas un 2eme rein que certaines précautions sont nécessaires comme le maintien de la pression artérielle dans la fourchette normale, une bonne hydratation en buvant assez de liquides, une bonne hygiène alimentaire, une réduction du sel et des aliments riches en protéines. Il est indispensable de faire des check-up réguliers avec au moins une consultation annuelle afin de vérifier la pression artérielle, les urines, la fonction rénale voire l'échographie rénale si nécessaire.

Partie 2

Les maladies rénales les plus fréquentes et leurs traitements

- **Prévention, diagnostic et traitement de l'insuffisance rénale**

- **Informations de base sur la dialyse.**

- **Informations de base sur la transplantation rénale.**

- **Importantes informations sur les affections rénales les plus fréquentes**

- **Précautions et choix du régime alimentaire chez les patients ayant une maladie rénale chronique**

Les fonctions majeures des reins sont la filtration et l'excrétion de l'excès d'eau et des déchets produits par l'organisme et d'assurer un bon équilibre des électrolytes et de la balance acide-base. L'incapacité du rein à assurer ces fonctions est connue sous le nom d'insuffisance rénale.

Comment diagnostiquer l'insuffisance rénale?

Les concentrations de la créatinine et de l'urée dans le sang reflètent la fonction rénale. L'augmentation des valeurs de ces concentrations suggèrent une insuffisance rénale touchant les 2 reins. Il est important de rappeler qu'une légère augmentation de la créatininémie signifie une réduction importante de la fonction rénale. Si la valeur de la créatininémie monte jusqu'à 1.6 mg/dl (16 mg/l) cela signifie que la fonction rénale est réduite de moitié.

Est-ce que l'altération du fonctionnement d'un rein peut conduire à l'altération du second?

Non. L'altération ou l'ablation chirurgicale d'un seul rein n'affecte pas le second parce qu'il est sain et assurera le travail des 2 reins.

Deux types majeurs d'insuffisance rénale

L'insuffisance rénale aigue et l'insuffisance rénale chronique.

L'insuffisance rénale aigue (IRA)

Dans l'IRA, la fonction rénale est réduite ou arrêtée pour une courte période et cela est dû à différentes maladies. Ce type d'insuffisance rénale est donc temporaire. Avec un traitement

> **Insuffisance rénale signifie la perte des fonctions des deux reins.**

approprié, la fonction rénale reprend normalement chez la majorité des patients.

L'insuffisance rénale chronique (IRC)

La perte de la fonction rénale d'une manière progressive, graduelle et irréversible peut se faire sur plusieurs mois ou années et s'appelle insuffisance rénale chronique (IRC). Dans ce cas de maladie incurable, la fonction rénale se réduit doucement et continuellement. Après une période plus ou moins longue et quand le rein s'arrête de fonctionner presque complètement, on appelle ce stade insuffisance rénale chronique terminale (IRCT).

Quand on pose le diagnostic d'une insuffisance rénale, les reins ont déjà perdu plus de la moitié de leurs fonctions.

Qu'appelle-t-on insuffisance rénale aiguë?

En cas d'insuffisance rénale aiguë (IRA) ou agression rénale aiguë, la réduction ou la perte de la fonction rénale survient de manière brutale et en un laps de temps court, quelques heures à quelques semaines. Elle est souvent temporaire et réversible.

Quelles sont les causes de l'IRA?

L'IRA peut survenir dans différentes circonstances. Les plus fréquentes sont:

1. Réduction de l'apport sanguin au niveau rénal: en cas de déshydratation sévère par exemple secondaire à une diarrhée, une hémorragie, des brûlures étendues ou une baisse de la pression artérielle quelle qu'en soit la raison.

2. Infection sévère, maladie grave ou intervention chirurgicale lourde.

3. Blocage brutal du passage de l'urine: les calculs rénaux sont la cause la plus importante de l'obstruction de tractus urinaire.

4. D'autres causes importantes comme le paludisme, la leptospirose, les morsures de serpent, certaines maladies rénales, la grossesse, les effets secondaires de certains médicaments comme les aminosides, les AINS, les produits de contraste iodés etc…

Signes de l'IRA

En cas d'IRA, la fonction rénale s'altère en peu de temps entrainant

---

L'insuffisance rénale aigue est une perte rapide et souvent réversible des fonctions rénales.

---

une accumulation rapide des déchets toxiques et une rétention d'eau avec perturbation de la balance hydro-électrolytique. A cause du délai court d'installation, le patient développe rapidement des signes cliniques. Ces symptômes sont différents d'un patient à l'autre.

1. Symptômes liés à la maladie causale (diarrhées, hémorragie, fièvre, frissons, etc…) entrainant l'IRA.

2. Diminution du volume urinaire (quoiqu'il peut rester normal chez certains patients). La rétention d'eau entraine des œdèmes de chevilles puis des jambes avec une augmentation du poids de la personne.

3. Perte de l'appétit, nausées, vomissements, hoquet, fatigue, léthargie et confusion.

4. Des symptômes sévères engageant le pronostic vital comme la dyspnée ou essoufflement, une douleur thoracique, des convulsions ou un coma, un patient qui vomit du sang, des anomalies du rythme cardiaque du fait de l'élévation du potassium circulant.

5. Au stade de début de l'IRA, certains patients n'ont aucun symptôme et la maladie est découverte de manière fortuite lors de bilans pour d'autres raisons.

Diagnostic de l'IRA

Plusieurs patients souffrant d'une IRA présentent des symptômes peu spécifiques ou bien ils sont asymptomatiques. Ainsi, chez les patients ayant une maladie susceptible d'entrainer une IRA, au moindre doute sur ces symptômes, il faut toujours explorer la fonction rénale.

Les symptômes de l'insuffisance rénale aiguë sont liés à la cause sous-jacente et aux problèmes rénaux sévères.

Le diagnostic de l'IRA est posé devant une élévation de la créatinine et de l'urée sanguines, la baisse du volume urinaire, les tests urinaires et l'échographie rénale. Chez les patients ayant une IRA, il faut établir l'histoire de la maladie, faire un examen clinique minutieux et les différents tests de laboratoire afin d'en déterminer la cause et d'en évaluer les complications et l'évolution.

Traitement de l'IRA

Prise en charge correctement et précocement, l'IRA est souvent complètement réversible chez la plupart des patients. Cependant, tout retard de prise en charge ou un traitement inapproprié peut conduire à une IRA sévère menaçant le pronostic vital.

Les étapes majeures dans la gestion d'une IRA sont:

1. Correction ou traitement des causes de l'insuffisance rénale
2. Traitement médical et mesures adjudantes
3. Conseils diététiques
4. Dialyse

1. Correction ou traitement des causes de l'insuffisance rénale:

- L'identification et le traitement de la cause sous-jacente sont les aspects les plus importants de la prise en charge de l'IRA.

- Le traitement spécifique de la cause sous-jacente comme une hypotension ou une diarrhée, une infection, une obstruction sur les voies urinaires, etc..., permet de récupérer la fonction rénale.

- Une telle thérapie empêche la survenue d'autres lésions au niveau des reins et par la suite permet de récupérer.

Au cours de l'insuffisance rénale aigue, un traitement adapté permet souvent aux reins de récupérer intégralement leurs fonctions.

---

2. Traitement médical et mesures adjuvantes:

- Le but est d'aider les reins et de prévenir ou traiter les éventuelles complications.

- Traitement des infections en évitant les médicaments toxiques et dangereux pour les reins comme les AINS.

- L'utilisation de diurétiques comme le furosémide permet d'augmenter le volume des urines et prévient les œdèmes et la dyspnée.

- Traitement adjuvant: des médicaments sont prescrits pour améliorer une baisse ou une élévation de la pression artérielle, contrôler les nausées et les vomissements, contrôler la kaliémie (potassium dans le sang), réduire la dyspnée et traiter les convulsions.

3. Conseils diététiques

- Un régime restrictif permet de réduire certains symptômes et de prévenir les complications de l'IRA.

- Les apports en eau doivent être mesurés. La quantité d'eau à boire quotidiennement doit tenir compte du volume des urines et de l'état d'hydratation du patient.

- La restriction hydrique est souvent nécessaire pour prévenir les œdèmes et des complications comme la dyspnée. Le régime doit être pauvre en potassium. Les aliments riches en potassium et certains jus de fruits, les fruits secs etc… sont à éviter afin de prévenir l'hyperkaliémie (augmentation du potassium dans le sang) qui est une complication grave, menaçant le pronostic vital en cas d'IRA.

- La restriction sodée ou régime sans sel permet de réduire la

En cas d'IRA, un traitement précoce et adapté peut aider le rein à recouvrir ses fonctions sans avoir recours à la dialyse.

sensation de soif, les œdèmes et d'autres complications comme l'hypertension et la dyspnée.

- Il faut donner une alimentation adéquate avec supplémentation calorique.

4. Dialyse

Une suppléance rénale de courte durée sous forme de dialyse (rein artificiel) peut être nécessaire chez quelques patients en attendant que les reins reprennent leur fonctionnement.

Qu'est ce que la dialyse ?

La dialyse est un processus artificiel qui reproduit les fonctions des reins altérés. Elle aide à maintenir en vie les patients ayant une IRA sévère. Les principales fonctions de la dialyse sont l'élimination des déchets et de l'eau en excès, la correction de l'acidose et des troubles hydro-électrolytiques. Il existe 2 modes de dialyse: l'hémodialyse et la dialyse péritonéale.

Quand la dialyse devient-elle indispensable au traitement de l'IRA?

La dialyse est indispensable chez certains patients ayant une forme sévère d'IRA quand les signes ou les complications continuent de progresser malgré un traitement conservateur bien conduit. La dialyse permet de maintenir le patient en bon état général malgré la sévérité de l'IRA. Une surcharge hydrique sévère, une hyperkaliémie non contrôlée ou une acidose sévère constituent les principales indications à la dialyse en cas d'IRA.

Combien de temps la dialyse sera nécessaire en cas d'IRA?

- Certains patients en IRA nécessitent une dialyse temporaire

> **La dialyse, quand elle est nécessaire, ne durera que quelques jours mais le retard de dialyse peut menacer la vie du patient.**

(dialyse péritonéale ou hémodialyse) le temps que les reins reprennent leur fonctionnement.

- Les patients ayant une IRA récupèrent en 1 à 4 semaines, durant lesquelles la dialyse sera maintenue.

- L'idée qu'une séance de dialyse favoriserait une dialyse à vie en cas d'IRA est un concept complètement faux. Retarder la dialyse par crainte que cela ne devienne une dialyse permanente peut être fatal en cas d'IRA.

Prévention de l'IRA

- Traitement précoce des causes potentielles de l'IRA et réalisation régulière de check-up de la fonction rénale chez ces patients.

- Prévention et correction rapide des hypotensions.

- Eviction des médicaments néphrotoxiques, traitement des infections et toute baisse du volume urinaire ou absence d'urine rapidement.

Parmi les différentes affections rénales, la maladie rénale chronique (MRC) est la plus redoutée et pour laquelle les progrès en médecine n'ont pas encore de remède. La MRC et l'insuffisance rénale sont en augmentation et d'une manière alarmante dans le monde entier. Une personne sur 10 a une forme de MRC. L'augmentation de la prévalence du diabète, de l'hypertension artérielle, de l'obésité, du tabagisme et de l'hypercholestérolémie est la cause majeure de la recrudescence de la MRC.

Qu'appelle-t-on "maladie rénale chronique"?

La perte progressive et permanente de la fonction rénale sur des mois ou des années définit la maladie rénale chronique (MRC). L'augmentation des valeurs de la créatinine sanguine et l'échographie qui montre des reins de petite taille sont les 2 signes de la MRC.

L'insuffisance rénale chronique (IRC) était le terme utilisé auparavant pour désigner la MRC. Le terme de MRC est une meilleure expression parce que le terme d'IRC induisait en erreur en laissant supposer que les reins ne sont plus fonctionnels alors que dans la plupart des MRC, ce n'est pas le cas. La majorité des patients ayant une MRC ont une IRC minime à modérée ce qui veut dire que les reins ne sont pas encore défaillants.

Qu'appelle-t-on "maladie rénale chronique terminale"?

Le stade avancé de la MRC ou MRC stade 5   fait référence

La maladie rénale chronique est une perte progressive et permanente des fonctions rénales.

également à l'insuffisance rénale, l'insuffisance rénale chronique terminale (IRCT) ou le stade terminal de la MRC. Au cours de la MRC terminale, on assiste à une perte complète ou presque complète de la fonction rénale. Le stade terminal de la MRC apparait quand les reins ne peuvent plus assurer plus de 10% de leur fonction. Le stade terminal de la MRC est irréversible et ne peut être soignée par des traitements conservateurs. Ce stade nécessite la dialyse ou la transplantation rénale pour sauver la vie du patient qui en est atteint.

Qu'appelle-t-on maladie rénale chronique?

Certaines situations peuvent être à l'origine d'une destruction lente et irréversible des reins. Les 2 principales affections en cause sont le diabète et l'hypertension artérielle. Elles sont responsables de la MRC dan 2/3 des cas.

Les principales causes de la MRC sont:

1. Diabète

Le diabète est une des causes les plus fréquentes d'insuffisance rénale. Il est à l' origine de 35 à 40 % de toutes les MRC. Un diabétique sur trois environ est à haut risque de développer une MRC!

2. Hypertension artérielle (HTA)

Non ou mal traitée, l'HTA est à l' origine de 30% environ des cas de MRC. Par ailleurs, quelle que soit la cause de la MRC, l'HTA provoque une altération irréversible de la fonction rénale.

3. Les glomérulonéphrites

Ces affections occupent la 3eme place dans la survenue de MRC.

> **Les deux causes majeures de la maladie rénale chronique sont le diabète et l'hypertension.**

4. La polykystose rénale

C'est la maladie génétique la plus pourvoyeuse de MRC. Elle se caractérise par la présence de plusieurs kystes au niveau des 2 reins.

5. Autres causes:

Le vieillissement des reins, La sténose de l'artère rénale (rétrécissement), Le blocage des voies urinaires par des calculs rénaux ou par une prostate augmentée de volume, La toxicité rénale de certains médicaments ou autres, Les pyélonéphrites (infections rénales) récurrentes chez les enfants et le reflux vésico-urétéral.

Chapitre 11

Maladie rénale chronique: Signes et Diagnostic

Au cours de la maladie rénale chronique (MRC), le temps nécessaire pour la perte de la fonction rénale va de quelques mois à quelques années permettant au corps de s'adapter aux effets néfastes de la MRC. En plus, le rein a d'importantes potentialités compensatrices visant à rééquilibrer ses fonctions. C'est pour cela que les personnes ayant une MRC ne présentent aucun symptôme tant que la fonction rénale n'est pas presque entièrement altérée.

Le rein assure plusieurs fonctions dans l'organisme (excrétion de déchets et produits toxiques et l'excédent en liquides, contrôle de la pression artérielle, contrôle de l'équilibre ionique, production de globules rouges etc...) En effet, selon l'importance des perturbations de la fonction rénale, les signes cliniques diffèrent d'un patient à l'autre.

Quels sont les symptômes de la maladie rénale chronique?

Les symptômes de la MRC varient en fonction de la sévérité de l'atteinte rénale. Pour une bonne compréhension et une meilleure approche thérapeutique, la MRC est classée en 5 stades sur la base de la valeur du débit de filtration glomérulaire (DFG). Ce DFG renseigne sur la qualité de l'épuration du sang par les reins et il peut être calculé à partir de la valeur de la créatinine sanguine. Le DFG est une évaluation fidèle de la fonction rénale et sa valeur normale doit être supérieure à 90 ml/mn.

> **Durant les stades précoces de la maladie rénale chronique, la plupart des patients n'ont aucun symptôme.**

Stades	Stade 1	Stade 2	Stade 3	Stade 4	Stade 5
	DFG Normal	MRC Minime	MRC Modérée	MRC Sévère	MRC Stade terminal
GFR	>90 ml/mn	60-89 ml/mn	30-59 ml/mn	15-29 ml/mn	<15 ml/mn

MRC stade 1 (fonction rénale 90-100 %)

Le stade asymptomatique précoce de la MRC sans altération de la fonction rénale (créatinine sanguine normale) correspond à la MRC stade 1. Il peut être détecté seulement à travers des bilans de routine réalisés pour d'autres affections. Les manifestations biologiques de la MRC stade 1 sont une protéinurie, des anomalies morphologiques observées à la radiographie, l'échographie, l' IRM ou le scanner, ou une histoire familiale de polykystose rénale.

MRC Stade 2 (fonction rénale entre 60-89%)

C'est une MRC au stade minime. Les patients sont souvent asymptomatiques mais peuvent présenter des mictions nocturnes fréquentes (nycturie), une élévation de la pression artérielle, des anomalies des urines ou une légère élévation de la créatinine sanguine.

MRC Stade 3 (fonction rénale 30-59%)

C'est une MRC modérée. Les patients peuvent être asymptomatiques ou présenter quelques symptômes associés à des anomalies urinaires et une élévation de la créatinine sanguine.

Une hypertension sévère et non contrôlée chez le sujet jeune est une présentation fréquente de la MRC.

MRC Stade 4 (fonction rénale 15-29%)

C'est une MRC sévère. Au cours de ce stade, il existe des symptômes variables pouvant être non spécifiques et relativement sévères. Ces symptômes relèvent souvent plus de la maladie qui est à l' origine de l'insuffisance rénale.

MRC Stade 5 (fonction rénale inférieure à 15%)

C'est le stade d'insuffisance rénale terminale très sévère. A ce stade, beaucoup de symptômes sont présents et peuvent être modérés à sévères menaçant le pronostic vital. Malgré un traitement médical agressif et bien conduit, les signes d'IRC continuent à s'aggraver nécessitant le recours à la dialyse ou à la transplantation rénale.

Les symptômes les plus fréquents de la MRC sont :

- Manque d'appétit, nausées et vomissements.
- Faiblesse, fatigue et perte de poids.
- Œdèmes des membres inférieurs, mains et visage surtout autour des yeux.
- Hypertension artérielle, spécialement chez le sujet jeune, ou hypertension artérielle sévère non contrôlée.
- Pâleur causée par l'anémie, elle-même secondaire à une baisse de la production de l'érythropoïétine par le rein.
- Insomnie, manque de concentration et vertiges.
- Démangeaisons, crampes musculaires ou agitation.
- Douleur du dos juste sous les côtes.
- Besoin d'uriner plus fréquemment que d'habitude surtout la nuit (nycturie).

**La MRC est une cause fréquente d'anémie
qui ne répond pas aux traitements.**

- Douleurs osseuses et fractures chez les adultes, retard de croissance chez les enfants, dus à une baisse de la production de la forme active de la vitamine D par les reins.

- Baisse de l'activité sexuelle et dysfonctionnement érectile chez les hommes et perturbations du cycle menstruel chez la femme.

- La MRC est fortement associée à une augmentation des décès d'origine cardio-vasculaire.

Quand peut-on suspecter une MRC chez un patient hypertendu?

On suspecte une MRC chez une personne hypertendue si:

- Age inférieur à 30 ou supérieur à 50 ans au moment du diagnostic de l'hypertension.

- Si la pression artérielle est très élevée au moment du diagnostic (supérieure à 200/120 mm Hg).

- Si l'hypertension artérielle reste sévère et incontrôlée malgré un traitement bien conduit.

- Si le patient présente des troubles de la vision liés à l'hypertension artérielle.

- Présence de protéines dans les urines.

- Hypertension artérielle associée à des symptômes suggestifs de MRC comme la présence d'œdèmes, perte de l'appétit, faiblesse etc...

Quelles sont les complications possibles des stades avancés de la MRC?

L'insuffisance rénale sévère et progressive durant la MRC peut

---

Faiblesse, manque d'appétit, nausées et vomissements sont les signes les plus précoces et les plus fréquents de la MRC.

être à l'origine de complications engageant le pronostic vital du patient. Ces complications sont à type de:

- Difficultés respiratoires sévères et douleurs thoraciques liées à une rétention d'eau dans les poumons (œdème pulmonaire) et des chiffres de pression artérielle très élevés.

- Nausées et vomissements sévères.

- Faiblesse importante.

- Complications neurologiques: confusion, somnolence, convulsions et coma.

- Elévation du potassium dans le sang (hyperkaliémie), elle peut altérer la fonction cardiaque et ainsi menacer la vie du patient.

- Apparition d'une péricardite ou inflammation de la membrane qui enveloppe le cœur (péricarde).

Diagnostic de la maladie rénale chronique

La maladie rénale chronique est souvent asymptomatique aux stades précoces, seuls les tests de laboratoire permettent de la détecter. La prescription des tests de laboratoire se fait en cas de suspicion de MRC basée sur des signes cliniques ou en cas de prescription de routine chez un patient à haut risque de développer une MRC. Trois paramètres simples permettent de la dépister: prise de la pression artérielle, recherche d'albumine dans les urines et créatinine sanguine.

1. Hémoglobine

Chez une personne atteinte de MRC, le taux d'hémoglobine et souvent bas. Cette baisse de l'hémoglobine (anémie) est liée à une baisse de la production de l'érythropoïétine par les reins.

Trois tests simples peuvent sauver vos reins. Prendre la tension artérielle, rechercher des protéines dans les urines et calculer le DFG.

---

2. Tests Urinaires

La présence d'albumine ou de protéines dans les urines (albuminurie ou protéinurie) est un signe précoce de la MRC. Ainsi, une faible albuminurie, appelée microalbuminurie, est le signe le plus précoce de la MRC chez le diabétique. La présence de protéines dans les urines peut se voir en cas d'exercice physique intense ou en cas de forte fièvre. Il est donc nécessaire d'éliminer toutes les autres causes de protéinurie avant d'étiqueter le patient comme porteur d'une MRC.

3. Créatinine et urée sanguines, DFG

Il existe des méthodes simples et accessibles pour dépister et surveiller une altération de la fonction rénale. Avec l'aggravation de l'atteinte rénale, les valeurs de la créatinine et de l'urée dans le sang augmentent. Une surveillance régulière de la créatinine aide à évaluer la progression de la maladie rénale chronique et son évolution sous traitement. La valeur de la créatinine dans le sang est un bon marqueur de la fonction rénale, mais l'estimation du DFG en permet une évaluation plus exacte. Le DFG permet de détecter la MRC au stade précoce et est plus fiable que le dosage de la créatinine. Le DFG se calcule à partir de l'âge du patient, son sexe et sa valeur de créatinine. Le DFG permet le diagnostic et la surveillance de l'évolution de la MRC. Selon la valeur du DFG, on classe la MRC en 5 stades. Cette classification est utile pour une meilleure prise en charge.

4. Echographie rénale

L'échographie est un examen simple et très utile pour le diagnostic de la MRC. Quand elle montre des reins ratatinés, elle signe le

> **Des reins de petite taille et rétractés à l'échographie sont le signe d'une maladie rénale chronique.**

diagnostic de MRC. Cependant, des reins de taille normale ou même augmentés de volume peuvent se voir en cas de MRC secondaire à une polykystose rénale, à la néphropathie diabétique et à l'amylose rénale. L'échographie permet de diagnostiquer la MRC secondaire à une obstruction des voies urinaires notamment par les calculs.

5. Autres analyses

La MRC est à l'origine de plusieurs perturbations dans le fonctionnement des reins. Pour évaluer ces troubles, plusieurs examens peuvent être réalisés. Les tests les plus fréquemment demandés sont l'ionogramme sanguin et le pH (sodium, potassium, magnésium, bicarbonates), des tests d'hématologie à la recherche d'une anémie (hématocrite, ferritine, saturation de la transferrine, frottis sanguin), des examens pour évaluer l'état des os (calcium, phosphore, phosphatases alcalines, hormone parathyroïdienne). D'autres tests permettent d'évaluer l'état général du malade (albuminémie, cholestérol, triglycérides, glycémie et hémoglobine glyquée ou HbA1c, ECG et échocardiographie).

Quand est-ce qu'un patient atteint de MRC doit consulter en urgence le médecin?

Un patient atteint de MRC doit contacter un médecin immédiatement s'il développe les signes suivants:

- Une prise de poids rapide et inexpliquée, associée à une baisse du volume des urines, une aggravation des œdèmes, un essoufflement ou des difficultés respiratoires en position couchée.

- Douleurs thoraciques, battements du cœur rapides ou au contraire lents.

En cas de fièvre, de développement de nouveaux symptômes ou une aggravation rapide des symptômes préexistants, il faut consulter en urgence.

- Fièvre, diarrhée sévère, manque d'appétit sévère, vomissements sévères, présence de sang dans les vomissements ou une perte de poids inexpliquée.

- Faiblesse musculaire récente.

- Apparition d'une confusion, somnolence ou convulsions.

- Aggravation récente d'une hypertension artérielle bien contrôlée jusqu' à présent.

- Urines rouges ou saignement excessif.

Chapitre 12

Maladie Rénale Chronique: Traitement

Les trois options thérapeutiques en cas de Maladie Rénale Chronique sont le traitement médical, la dialyse ou la transplantation.

- Tous les patients ayant une maladie rénale chronique sont traités initialement par le traitement médical (médicaments, régime diététique et surveillance).

- L'altération sévère de la fonction rénale (stade terminal de la MRC) nécessite une suppléance rénale par la dialyse ou la transplantation rénale.

Prise en charge médicale

Pourquoi le traitement médical est-il si important en cas de MRC?

Il n'existe pas de traitement curatif de la MRC. Une MRC avancée nécessite la dialyse ou la transplantation rénale pour garder le malade en vie. La transplantation rénale et la dialyse sont des traitements peu disponibles du fait de leur coût. En Inde par exemple, seuls 5 à 10% des patients ayant une MRC accèdent à la dialyse et à la transplantation rénale alors que le reste décède sans avoir accès aux traitements curatifs. Ainsi, la détection précoce de la MRC et une excellente gestion du traitement médical conservateur sont le moyen le moins cher de prendre en charge la MRC et retarder l'échéance de la dialyse/transplantation.

Pourquoi plusieurs malades atteints de MRC n'arrivent pas à bénéficier du traitement médical?

L'initiation d'un traitement adéquat au stade précoce de la

La prise en charge précoce des patients souffrant de MRC leur permet de vivre plus longtemps.

MRC est la meilleure option. La majorité des patients sont asymptomatiques et se sentent bien si on initie le traitement médical approprié dès le stade précoce. L'absence de symptômes fait que la plupart des patients et leurs familles ne se rendent pas compte de la gravité de la maladie et arrêtent le traitement et le régime. L'arrêt du traitement peut conduire à une aggravation rapide de l'état des reins. Ainsi, ces patients nécessiteront des traitements chers comme la dialyse et la transplantation au bout d'une courte période de traitement médical.

Quels sont les objectifs du traitement médical en cas de MRC?

La MRC s'aggrave progressivement en l'absence de traitement. Les objectifs du traitement médical sont:

1. Retarder la progression de la maladie.

2. Traiter les causes sous-jacentes et les facteurs aggravants.

3. Soulager les symptômes et traiter les complications de la maladie.

4. Réduire le risque de développer une maladie cardio-vasculaire.

5. Retarder le besoin de dialyse/transplantation.

Quelles sont les stratégies thérapeutiques au cours des différents stades de la MRC?

Les stratégies de traitement et les gestes recommandés au cours des différents stades de la MRC sont résumés dans le tableau suivant.

La MRC est une affection incurable mais sa prise en charge précoce est la plus bénéfique.

Stade	Actions recommandées
Tous les stades	• Suivi régulier • Changement dans le style de vie et mesures générales
1	• Diagnostic/traitement afin de ralentir l'évolution de la maladie • Education des patients sur la prise en charge de la maladie • Traiter les comorbidités et réduire les facteurs de risque cardio-vasculaire
2	• Evaluation de la progression; traitement des comorbidités
3	• Evaluation/traitement des complications; référer au néphrologue
4	• Education/information du patient sur les méthodes de suppléance rénale et le préparer
5	• Suppléance rénale par dialyse ou transplantation

Neuf étapes dans le plan d'action du traitement médical de la MRC

1. Traitement de la cause initiale (étiologie)

Identifier et traiter les maladies sous-jacentes mentionnées ci-dessous. Ceci peut retarder, prévenir ou inverser la tendance de la progression de la MRC.

Le traitement des causes sous-jacentes de la MRC en ralentit la progression.

- Diabète et hypertension artérielle.

- Infection du tractus urinaire ou obstruction urinaire.

- Glomérulonéphrite, maladie réno-vasculaire, néphropathie par toxicité des analgésiques, etc.

2. Les stratégies ralentissant la progression de la MRC

Au cours de la MRC, des mesures importantes et efficaces permettent de ralentir sa progression. Ces mesures sont:

- Contrôle stricte de la pression artérielle et la mise en route d'un traitement à base d'Inhibiteurs de l'Enzyme de Conversion (IEC) ou Antagonistes des Récepteurs de l'Angiotensine II (ARA2).

- Restriction protéique.

- Traitement hypolipémiant et correction de l'anémie.

3. Traitement Symptomatique et de soutien

- traitement diurétique afin d'augmenter le volume des urines et réduire les œdèmes.

- traitement des nausées, vomissements et troubles gastriques.

- Supplémentation en calcium, chélateurs des phosphates, forme active de la vitamine D et autres thérapeutiques pour prévenir et corriger l'atteinte osseuse liée à la MRC.

- Correction de l'anémie avec du fer, des vitamines et de l'érythropoïétine injectable.

- Prévention des évènements cardiovasculaires. Démarrer un traitement quotidien à base d'aspirine après s'être assuré de l'absence de contre-indications.

Le traitement des infections et des déficits hydriques est très important dans la maladie rénale chronique.

---

4. traitement des facteurs réversibles

Il faut rechercher et traiter les facteurs réversibles dont la présence et la négligence peuvent aggraver le degré d'insuffisance rénale. Encorrigeant ces facteurs, l'insuffisance rénale peut s'améliorer et la fonction rénale peut retourner à son état antérieur et y demeurer stable. Les facteurs réversibles les plus fréquents sont:

- Déficit hydrique.

- Les médicaments néphrotoxiques comme les AINS, les produits de contraste, les aminosides.

- Infections et insuffisance cardiaque congestive.

5. Identifier et traiter les Complications de la MRC

Les complications de la MRC exigent un diagnostic précoce et un traitement immédiat. Les complications les plus fréquentes et qui nécessitent une prise en charge rapide sont l'excès en liquides, l'excès en potassium (kaliémie > à 6 meq/l) et les complications de l'IRC sur le cœur, cerveau et poumons.

6. Modifications du mode de vie et Mesures Générales

Ces mesures sont importantes pour réduire le risque global et sont:

- Arrêt du tabac.

- Maintenir un poids normal, de l'exercice physique régulier et une activité physique régulière.

- Limiter les apports en alcool.

- Avoir une alimentation saine et réduire les apports en sel.

- Prendre les médicaments selon la prescription du médecin.

Les restrictions alimentaires ralentissent la progression de la maladie rénale chronique et en préviennent les complications.

Ajuster les doses en fonction de la sévérité de l'insuffisance rénale.

- Traitement et suivi régulier par le néphrologue.

7. Restrictions alimentaires

- Ces restrictions sont indispensables au traitement et dépendent de la sévérité de l'atteinte rénale (se référer au chapitre 25).

- Sel (sodium): pour contrôler l'hypertension et les œdèmes, une restriction en sel est nécessaire. Elle suppose une absence d'addition de sel de table dans l'alimentation, une éviction d'aliments riches en sel comme les fast-foods et les conserves et une limitation des aliments en conserves.

- Apport en liquides: la baisse du volume des urines chez les patients porteurs d'une MRC peut entrainer des œdèmes et dans les cas les plus sévères des difficultés respiratoires. Ainsi, la restriction hydrique est nécessaire chez tous les patients ayant une MRC et présentant des œdèmes.

- Potassium: l'élévation du potassium est un problème fréquent en cas de MRC. Ceci peut altérer le fonctionnement du cœur. Pour prévenir cette complication, un régime pauvre en potassium est instauré. Il faut éviter les fruits secs, jus de noix de coco, pommes de terre, oranges, bananes, tomates, etc… comme prescrit par le médecin.

- Protéines: les patients ayant une MRC doivent éviter les aliments riches en protéines parce qu'elles peuvent accélérer le processus de détérioration des reins.

8. Préparation pour les méthodes de suppléance rénale

- Protection des veines de l'avant-bras gauche (bras non-dominant) sitôt que le diagnostic de MRC est porté.

Au cours de la MRC, il faut protéger le capital veineux du bras non dominant en évitant les prélèvements et les perfusions à son niveau.

- Personne n'est autorisé à faire des prélèvements sanguins ou des perfusions sur l'avant-bras gauche.

- Education des patients et leurs familles et les préparer à la réalisation de la fistule artério-veineuse, de préférence 6 à 12 mois avant l'instauration de l'hémodialyse.

- Vacciner contre l'hépatite sitôt le diagnostic de MRC posé réduit le risque d'attraper cette infection durant les séances de dialyse et à la transplantation rénale. Quatre doses sont nécessaires (0, 1, 2 et 6 mois) du vaccin recombinant de l'hépatite B, chaque fois une double dose doit être administrée au niveau du muscle deltoïde.

- Eduquer et planifier la dialyse et la transplantation rénale. Bien comprendre et assimiler les bénéfices d'une transplantation rénale préemptive. La transplantation rénale préemptive signifie recevoir un rein d'un donneur vivant avant même d'initier la dialyse.

9. Référence au Néphrologue

Une personne ayant une MRC a besoin d'être référée précocement chez le néphrologue. Sa référence précoce lui permet de recevoir une éducation pré-dialyse qui réduit considérablement la morbidité et la mortalité. La référence précoce au néphrologue permet de réduire également le taux de progression vers la MRC terminale et ainsi retarder la suppléance rénale.

Quel est le traitement le plus efficace pour prévenir ou ralentir la progression de la MRC?

Quelle que soit la cause sous-jacente de la MRC, le contrôle de la pression artérielle est la condition la plus importante pour ralentir

> **Le traitement de l'hypertension artérielle est le meilleur moyen de ralentir la progression de la MRC (< à 130/80).**

la progression de la MRC. Une hypertension non contrôlée conduit à une évolution rapide de la MRC et à la survenue précoce de complications comme l'angor ou l'infarctus du myocarde.

Quels médicaments utilise-t-on pour traiter l'hypertension artérielle?

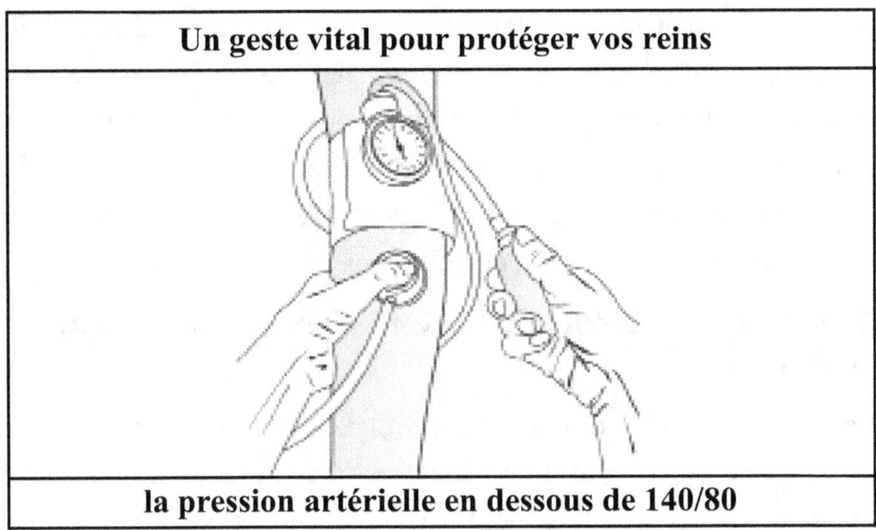

Le néphrologue ou le médecin peuvent choisir l'agent approprié pour traiter l'hypertension artérielle. Les médicaments les plus utilisés sont les antagonistes des récepteurs de l'angiotensine 2 (ARA2), les inhibiteurs de l'enzyme de conversion (IEC), les inhibiteurs calciques, les bêtabloquants et les diurétiques.

Les ARA2 et les IEC sont recommandés en première ligne parce qu'ils baissent la tension artérielle et ont un effet spécialement bénéfique sur le ralentissement de la progression de la MRC. Ainsi, ils sont néphroprotecteurs.

Quel est le but du contrôle de la pression artérielle en cas de MRC?

La MRC peut être à l' origine ou aggraver une hypertension artérielle. Cette dernière contribue à la progression de la MRC.

Ainsi, il faut toujours avoir une tension artérielle en dessous de 130/80 mmHg.

Quelle est la meilleure méthode pour évaluer et surveiller le contrôle de la tension artérielle en cas de MRC ?

Des consultations périodiques et régulières chez le médecin permettent d'évaluer l'état de la tension artérielle. Mais l'acquisition d'un appareil permettant de mesurer régulièrement la tension à domicile est la meilleure pour évaluer les chiffres de la tension artérielle en cas de MRC. Noter les chiffres retrouvés quotidiennement permet au médecin d'ajuster les doses des médicaments et le moment des prises.

Comment les diurétiques peuvent aider les patients ayant une MRC?

La diminution du volume urinaire chez les malades atteints de MRC peut être à l'origine d'œdèmes et d'essoufflement. Les médicaments diurétiques peuvent aider à augmenter le volume des urines et ainsi réduire les œdèmes et l'essoufflement. Il est important de rappeler que ces médicaments augmentent le volume des urines sans améliorer la fonction rénale.

Pourquoi développe-t-on une anémie au cours de la MRC et quel en est le traitement?

Quand les reins fonctionnent normalement, ils secrètent une hormone appelée érythropoïétine, qui stimule la production des globules rouges du sang par la moelle osseuse. En cas de MRC, la sécrétion de cette hormone baisse avec l'altération de la fonction rénale, ce qui entraine une anémie.

> **L'anémie est fréquente au cours de la MRC et son traitement améliore la qualité de vie.**

Les médicaments à base de fer, de vitamines et de temps à autre des injections intraveineuses de fer sont les premières mesures à prendre pour traiter l'anémie. Une anémie sévère ou réfractaire au traitement nécessite des injections d'érythropoïétine synthétique, qui aidera la moelle osseuse à produire des globules rouges transporteurs d'oxygène. Les injections d'Erythropoïétine sont sans danger, efficaces et sont de loin préférées pour traiter l'anémie des MRC. La transfusion sanguine constitue une méthode efficace et rapide pour corriger une anémie en urgence mais elle est utilisée en dernier recours du fait du risque d'infection et d'allergie.

Pourquoi l'anémie des MRC nécessite-t-elle un traitement?

Les globules rouges du sang acheminent l'oxygène des poumons vers tout le corps, ce qui fournit l'énergie nécessaire aux activités quotidiennes et maintient le cœur en bonne santé. L'anémie (baisse de l'hémoglobine) des MRC est responsable de la fatigue, faiblesse, essoufflement, incapacité d'exercice physique, battements rapides du cœur, perte de concentration, intolérance au froid et douleur thoracique. Ainsi, l'anémie doit être correctement et rapidement prise en charge.

Chapitre 13

Dialyse

Quand le rein ne fonctionne plus, la dialyse ne constitue qu'un processus artificiel permettant d'éliminer les déchets et l'excès d'eau de l'organisme. C'est un traitement salvateur de suppléance pour les patients dont les reins sont détruits.

Comment la dialyse aide-t-elle les patients souffrant d'IRC sévère?

La Dialyse aide le corps en suppléant le rein déficient dans les fonctions suivantes:

- Purifier le sang en enlevant les déchets comme la créatinine, l'urée, etc.
- Eliminer l'excès en eau du corps et maintenir le volume correct en l'eau dans le corps.
- Correction de l'équilibre de substances chimiques comme le sodium, potassium et les bicarbonates.

Cependant, la dialyse ne peut pas fonctionner comme un rein normal dans la mesure où elle ne peut pas produire de l'érythropoïétine et donc est incapable de corriger l'anémie. Elle ne peut pas non plus permettre d'avoir des os sains.

Quand est-ce qu'on a besoin de dialyse?

Quand la fonction rénale s'altère n'assurant pas plus de 85 à 90 % (maladie rénale chronique stade 5 ou IRC terminale), le rein ne peut plus assurer l'extraction des déchets et de l'excédant d'eau du corps, ceci favorise l'apparition de symptômes comme les

---

La dialyse est un moyen thérapeutique rapide et efficace pour les patients en insuffisance rénale sévère et symptomatique.

---

nausées, vomissements, fatigue, œdèmes et essoufflement. A ce stade de MRC, le traitement médical n'est plus adapté et le patient a besoin de dialyse. Les patients ayant une MRC nécessitent l'entrée définitive en dialyse dès que le taux de créatinine dans le sang dépasse 80 mg/l.

Est-ce que la dialyse peut guérir la MRC?

Non. La maladie rénale chronique est une maladie incurable. Les patients qui arrivent au stade terminal nécessitent des séances de dialyse à vie à moins qu'ils optent pour une transplantation rénale. Cependant, un patient ayant une insuffisance rénale aiguë a besoin de dialyse pour un moment le temps que ses reins reprennent leurs fonctions.

Quels sont les types de dialyse?

Il existe deux principaux types de dialyse - hémodialyse et dialyse péritonéale.

L'Hémodialyse: L'Hémodialyse (HD) est la méthode la plus utilisée pour traiter l'IRCT. C'est un processus qui permet l'extraction des déchets et de l'excès d'eau présents dans l'organisme en utilisant un rein artificiel et une machine de dialyse.

La dialyse péritonéale: la dialyse péritonéale (DP) est une méthode efficace de traitement de l'IRCT. En dialyse péritonéale, un tube flexible appelé cathéter est inséré dans l'abdomen. A travers ce cathéter, une solution de dialyse est infusée à l'intérieur de la cavité abdominale et permet d'extraire les déchets et l'excédent en eau du corps. La DP est réalisée à domicile, souvent sans machine.

La dialyse ne peut pas guérir l'insuffisance rénale mais elle permet aux patients d'avoir une vie normale malgré cette défaillance rénale.

Quels sont les facteurs déterminant le choix de la méthode de dialyse chez les patients IRCT?

L'Hémodialyse et la dialyse péritonéale sont pareillement efficaces chez les patients IRCT. Aucune modalité de dialyse n'est mieux adaptée de manière exclusive à tous les patients. En considérant les avantages et les inconvénients de chaque méthode, le choix de l'HD ou de la DP est décidé conjointement par le patient, sa famille et le néphrologue. Les facteurs majeurs qui déterminent cette sélection sont: le coût du traitement, l'âge du patient, les comorbidités, la distance à parcourir entre le lieu de résidence et le centre de dialyse, le niveau d'instruction, les préjugés du médecin et ses préférences le mode de vie du patient. Du fait de son prix abordable et de sa disponibilité, l'HD est préférée par beaucoup de patients en Inde.

Les patients sous dialyse ont-ils besoin de régime restrictif?

Oui. Les recommandations diététiques les plus fréquentes chez les patients dialysés sont une restriction en sel, potassium, phosphore et liquides. Les patients dialysés doivent suivre leur régime mais ces mesures diététiques sont réduites dès l'initiation de la dialyse. La plupart des dialysés peuvent manger des protéines, des vitamines solubles dans l'eau et des sels minéraux.

Qu'appelle-t-on "poids sec"?

L'expression "poids sec" est utilisée en routine chez les patients dialysés. C'est le poids du patient après élimination de l'excédant en eau par la dialyse. La valeur du "poids sec" doit être réajustée de temps à autre en fonction des modifications du poids du patient.

Même après l'instauration de la dialyse, les restrictions alimentaires sont maintenues.

Hémodialyse

L'Hémodialyse (HD) est la méthode la plus fréquente et la plus connue pour traiter l'IRCT. Au cours de l'HD, le sang est épuré grâce à la machine d'HD et le dialyseur.

Comment réalise-t-on l'hémodialyse?

La majorité des HD est réalisée dans des centres de dialyse, sous la surveillance de médecins, et techniciens de dialyse.

- La machine pompe environ 3oo ml de sang par minute du corps au dialyseur à travers un cathéter flexible. L'héparine est constamment injectée pour prévenir la coagulation du sang.

- Le dialyseur (rein artificiel) est un filtre spécial qui extrait l'excédent en liquides et les déchets. Le dialyseur épure le sang en utilisant une solution spéciale appelée dialysat et qui est préparée par la machine de dialyse.

- Une fois le sang épuré, la machine le renvoie vers le corps.

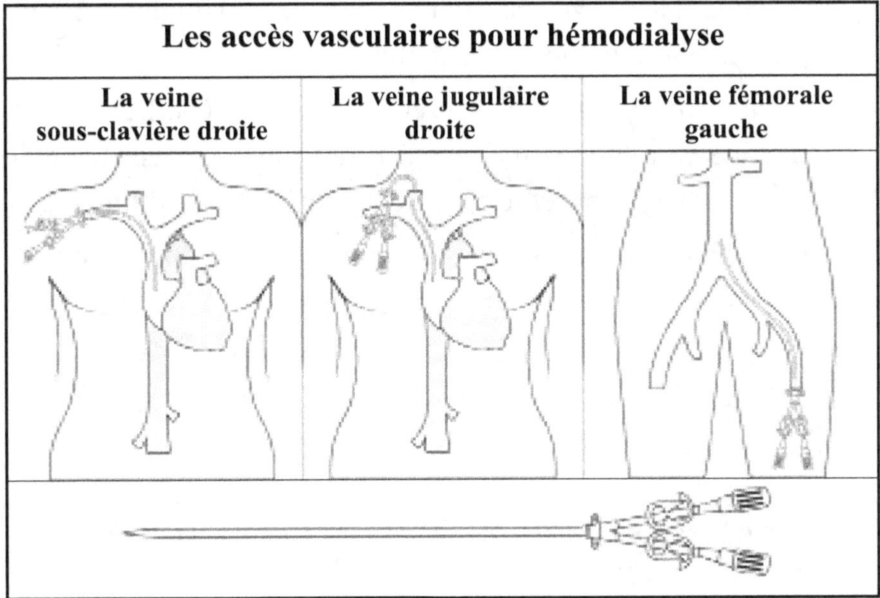

- L'hémodialyse est réalisée 3 fois par semaine. Chaque séance dure environ 4 heures de temps.

Comment retire-t-on le sang pour l'épurer et le retourne-t-on au corps au cours de l'hémodialyse?

Les Trois types d'accès vasculaires fréquemment utilisés en HD sont: les cathéters veineux centraux , les fistules artério-veineuses (FAV) natives et les greffons synthétiques.

1. Cathéter Veineux Central

- Pour démarrer l'hémodialyse en urgence, on met en place un cathéter veineux central.

- C'est une méthode commune et efficace, idéale pour l'HD pour une courte durée en attendant la confection d'une FAV ou d'un greffon.

- Pour réaliser une hémodialyse, on insère un cathéter dans une veine à grand débit sur les faces latérales du cou, du thorax ou au niveau de l'aine (veines sous-clavière, jugulaire et fémorale respectivement). Avec ce cathéter, plus de 300 ml de sang sont aspirés à la minute pour être dialysés.

- Les cathéters sont flexibles, creux avec 2 tunnels. Le sang est acheminé vers la machine par l'un des tunnels, passe dans le circuit de dialyse et retourne au corps par le second tunnel.

- Les cathéters veineux sont communément utilisés comme accès vasculaire temporaire à cause du risque d'infection et de coagulation.

- Deux types de cathéters veineux sont disponibles, le tunnelisé pour quelques mois et le non-tunnelisé pour quelques semaines.

La fistule AV est la " ligne de vie " des patients ayant une MRC. Sans cette fistule, l'hémodialyse à long terme n'est pas possible.

---

2. La Fistule AV

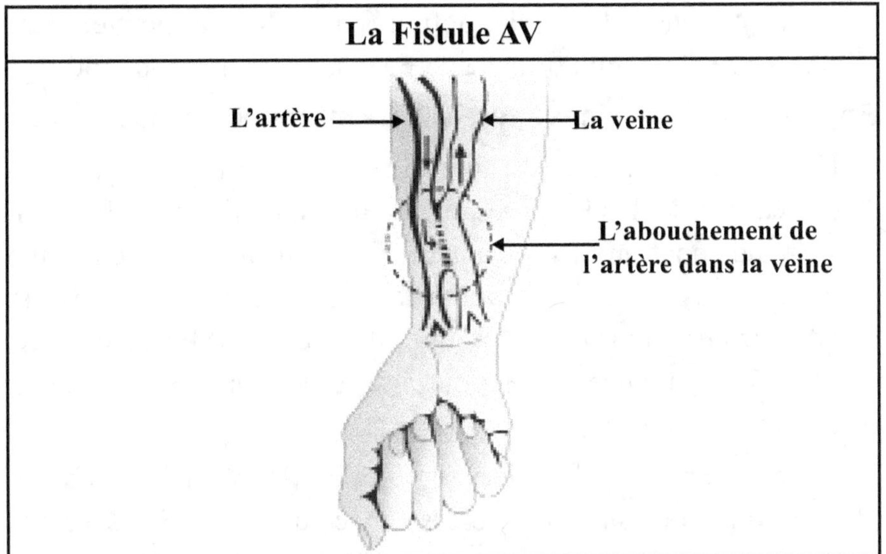

- La FAV est la meilleure méthode d'accès vasculaire et la plus fréquemment utilisée en cas d'hémodialyse au long cours. Elle résiste plus longtemps et est mo ins sujette aux infections et thromboses (coagulation).

- La FAV nécessite une petite intervention chirurgicale qui consiste à faire communiquer une artère avec une veine. Elle est généralement réalisée au niveau de l'avant-bras près du poignet (entre l'artère radiale et la veine céphalique).

- Le sang artériel à forte pression s'introduit dans la veine. Apres quelques semaines ou mois, la veine se dilate et prend beaucoup de sang. Ce processus est appelé la maturation de la FAV. Comme la FAV nécessite un peu de temps pour sa maturation, elle ne peut être utilisée pour des séances d'HD sitôt réalisée.

- Pour l'HD, deux aiguilles à gros calibre sont insérées dans la FAV, une ligne artérielle pour prélever le sang et l'acheminer vers le dialyseur et une ligne veineuse pour ramener le sang nettoyé vers l'organisme.

- La FAV reste fonctionnelle pour plusieurs années si elle est bien entretenue. Toutes les activités quotidiennes peuvent être faites avec la main porteuse de FAV sans aucun problème.

Pourquoi la FAV nécessite-t-elle un entretien particulier?

- La vie d'un patient ayant une MRC au stade terminal dépend de séances d'HD régulières et adéquates. La disponibilité d'un point de ponction de sang à haute pression en l'occurrence une FAV est essentielle à la réalisation d'une bonne HD. Ainsi, la FAV est une "ligne de vie" pour tout patient sous HD. Des soins spéciaux sont nécessaires pour assurer le bon fonctionnement de la FAV pour une longue durée.

- Le sang circulant dans la veine de la FAV a un fort débit et une bonne pression. Une blessure accidentelle de ces veines dilatées peut être à l' origine d'hémorragie. Une perte brusque de beaucoup de sang peut entrainer la mort d'une personne. Il est donc obligatoire de bien protéger les veines de la FAV.

Soins de la FAV

Des soins réguliers et une protection de la FAV assurent son bon fonctionnement et durant des années. D'importantes précautions sont nécessaires pour maintenir la FAV en bonne santé et fonctionnelle pendant longtemps. Ces précautions sont:

Prévention des Infections

- Maintenir toujours le site de la FAV propre en le nettoyant régulièrement et avant chaque séance d'HD.

- Utiliser le site de la .FAV uniquement pour l'HD. Ne laisser personne l'utiliser comme site d'injection ou de ponction veineuse, ne pas prendre la pression artérielle sur le bras porteur de la FAV.

> **Pour assurer un bon débit sanguin et une hémodialyse efficace, il faut prendre particulièrement soin de la fistule AV.**

- Eviter de blesser la FAV. Il ne faut pas mettre des bijoux, des habits serrés ou une montre-bracelet sur le bras porteur de la FAV. Une plaie accidentelle de la FAV peut entrainer des hémorragies profuses et engager le pronostic vital du patient. Pour contrôler le saignement, il faut appliquer une pression (garrot) sur le site du saignement avec l'autre main ou en mettant un bandage serré. Quand vous aurez contrôlé le saignement, il faut appeler le médecin traitant. Se précipiter à l'hôpital peut être dangereux et imprudent, il faut d'abord contrôler le saignement.

- Il ne faut pas porter des objets lourds par le bras porteur de la FAV. Il faut éviter d'exercer une pression dessus. Il faut faire attention, ne dormez pas sur le bras porteur de la FAV.

Assurer le bon fonctionnement de la FAV

- Vérifier le flux sanguin dans la fistule AV régulièrement en percevant des vibrations (également appelées thrill) trois fois par jour (avant le petit déjeuner, le déjeuner et le diner). Si aucune vibration n'est perçue, il faut contacter en urgence le médecin traitant ou le centre de dialyse. La détection précoce d'une anomalie de la FAV permet d'intervenir rapidement pour lyser le caillot ou l'enlever permettant ainsi de sauver la FAV.

- Une pression sanguine basse peut entrainer une altération de la FAV et doit être prévenue.

Exercice Régulier

L'exercice régulier permet la maturation de la FAV. Même après le début des séances d'HD, l'exercice physique régulier permet de fortifier la FAV.

La machine d'hémodialyse, grâce au dialyseur, filtre le sang et maintient l'équilibre hydro-électrolytique et acido-basique.

---

3. Greffon

- Le greffon artério-veineux(GAV) est une autre forme d'abord vasculaire permanent pour l'HD. Le GAV peut être utilisé chez les patients n'ayant pas un bon capital veineux pour la réalisation d'une FAV ou en cas d'échec de la FAV.

- Pour la réalisation du greffon AV, on relie une artère à une veine par la mise en place d'un petit tube synthétique et flexible qu'on insère sous la peau. Durant les séances de dialyse, les aiguilles de ponction sont piquées dans ce tube.

- Comparé à la FAV, le greffon AV est à haut risque de développement de thromboses, infections, et généralement, la durée de vie est moindre par rapport aux FAV.

Quelles sont les fonctions de la machine de l'hémodialyse?

Les fonctions les plus importantes de la machine de l'hémodialyse sont:

- La machine aspire le sang en contrôlant le débit depuis le corps du patient jusqu'au dialyseur pour le nettoyer.

- La machine prépare la solution spéciale de la dialyse (dialysat), qui est délivrée au dialyseur pour nettoyer le sang. La machine ajuste méticuleusement et contrôle les concentrations des électrolytes, la température, le volume et la pression du dialysat, qui sont modifiés selon les besoins du patient. Le dialysat extrait les déchets et l'excédent en liquides du corps à travers le dialyseur.

- La machine possède, pour la sécurité du patient, de nombreux dispositifs de sécurité comme des détecteurs de fuite de sang dans le circuit ou de présence de bulles d'air dans le circuit du sang.

Le dialysat corrige le déséquilibre électrolytique et ôte les déchets durant la séance d'hémodialyse.

- Les modèles informatisés des machines d'HD affichent les différents paramètres sur les écrans et déclenchent des alarmes en cas de problème fournissant ainsi plus de commodités et plus de sécurité au cours des séances d'HD.

Quelle est la structure du dialyseur et comment purifie-t-il le sang?

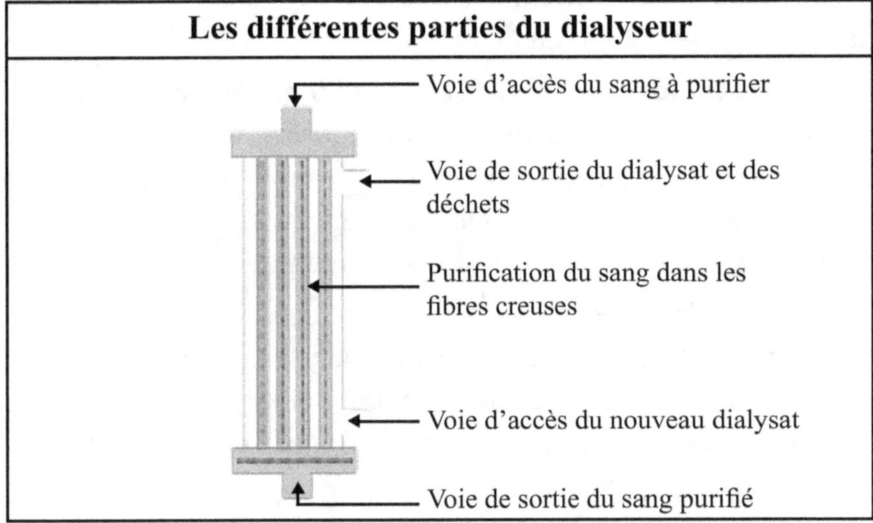

- Durant la séance d'HD, le dialyseur (rein artificiel) joue le rôle d'un filtre où le sang est purifié.

- Le dialyseur est un cylindre en plastique clair d'environ 20 cm de long et 5 cm de large. Il contient de milliers de structures ressemblant à des tubes creux ou fibres et dont les parois sont faites de membrane semi-perméable.

- Ces fibres creuses sont reliées entre elles et aux extrémités supérieure et inférieure du cylindre et forment le "compartiment sanguin". Le sang arrive dans le "compartiment sanguin" des fibres creuses du côté de l'ouverture ou port sanguin et sort par l'autre extrémité du cylindre après purification.

- Le dialysat arrive par une extrémité du dialyseur et circule en dehors de fibres dans le "compartiment du dialysat" et sort par l'autre extrémité.

Purification du sang dans le dialyseur

Au cours de l'hémodialyse, le sang aspiré par la machine entre dans le dialyseur par une extrémité et est distribué sur les milliers de fibres creuses (comme des capillaires). Le dialysat arrive au dialyseur par l'autre extrémité, circule en dehors des fibres creuses dans le "compartiment du dialysat".

- Chaque minute, 300 ml de sang et 600 ml de dialysat coulent en continu dans des directions opposées dans le dialyseur durant l'HD. La membrane semi-perméable des fibres creuses séparant les compartiments du sang et du dialysat permet d'effectuer l'extraction des déchets organiques et l'excédent en fluides du sang vers le dialysat.

- Le sang sort par l'autre extrémité du dialyseur après purification. Le dialysat chargé de déchets toxiques et du surplus de liquide qu'on a retiré du sang sort par l'extrémité par où le sang est entré dans le dialyseur.

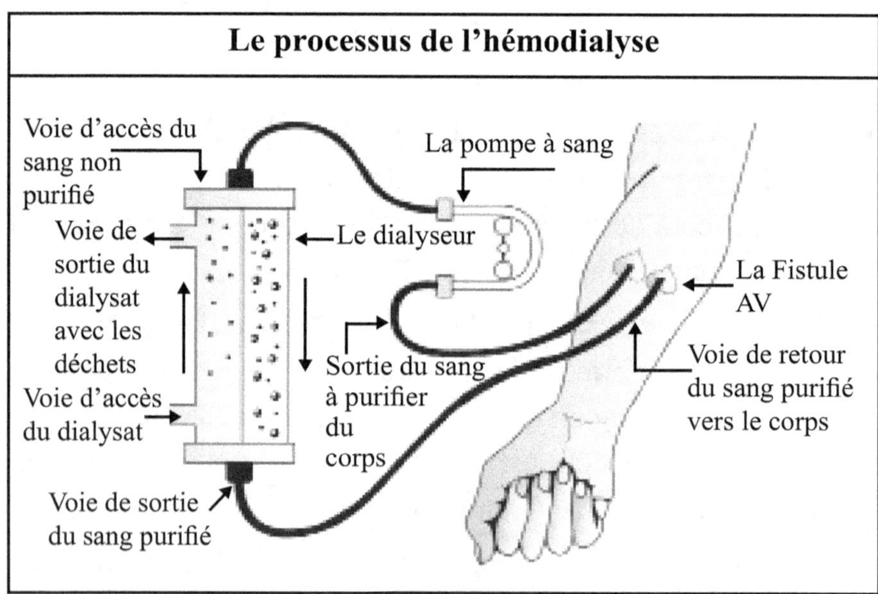

- Durant une séance d'HD, tout le sang corporel est purifié au moins 12 fois. A la fin des 4 heures de dialyse, l'urée et la créatinine du sang sont diminuées de manière substantielle, le surplus de liquide est également enlevé et les troubles électrolytiques corrigés.

Qu'appelle-t-on dialysat et quel est son rôle dans l'hémodialyse?

- Le dialysat (solution de dialyse) est un liquide spécial utilisé en HD pour enlever les déchets toxiques et l'excès de liquides du sang.

- La composition du dialysat standard ressemble au liquide extra cellulaire normal, mais sa composition est modifiée selon les besoins.

- Le dialysat est préparé par la machine de dialyse en mélangeant environ une part de dialysat concentré avec 30 parts d'eau distillée.

- Le dialysat concentré est un liquide spécial, disponible dans le commerce, conditionné dans des bidons, et qui contient de fortes concentrations d'électrolytes, sels minéraux et bicarbonates.

- Pour la préparation du dialysat, l'eau de robinet est purifiée par de nombreux processus comme le filtre à sable, le filtre de charbon, les adoucisseurs, l'osmose inverse, la désionisation et la filtration aux ultra-violets.

- L'eau purifiée par ces processus ne contient plus de poussière, les impuretés en suspension, les produits chimiques, les sels minéraux, les bactéries et endotoxines.

**Les principaux avantages de l'hémodialyse
sont la sécurité, l'efficacité et le confort.**

- Cette eau distillée est indispensable pour une HD sûre et sécurisée puisque le patient est exposé à environ 150 litres d'eau par séance d'HD.

- Pour protéger les patients sous HD des risques de contamination de l'eau, la purification de l'eau et la surveillance minutieuse de sa qualité doivent être excellentes.

Où réalise-t-on l'hémodialyse?

L'hémodialyse est souvent réalisée dans un hôpital ou un centre de dialyse par un personnel qualifié et sous la supervision d'un docteur. Chez quelques rares patients, l'HD est réalisée à la maison. L'HD à domicile est possible pour les patients stables et nécessite une formation adéquate, une assistance familiale, un espace dédié et un bon budget.

Est-ce que l'hémodialyse est douloureuse? Que font les patients durant la séance d'hémodialyse?

Non. L'hémodialyse n'est pas douloureuse, excepté la douleur au moment de la mise en place de l'aiguille. Le patient vient à l'hôpital pour sa séance d'HD et rentre chez lui aussitôt qu'il a fini. Les patients passent les 4 heures de temps que durera la séance à dormir, lire, écouter de la musique ou regarder la télé. Certains patients préfèrent manger des sandwichs légers ou boire des boissons chaudes ou fraiches.

Quels sont les problèmes les plus fréquents durant l'hémodialyse?

Les problèmes les plus fréquents durant l'HD sont les chutes de la tension (hypotension), nausées, vomissements, crampes musculaires, faiblesse et céphalées.

Le principal inconvénient de l'hémodialyse est la nécessité de se rendre à l'hôpital 3 fois par semaine.

Quels sont les avantages et les inconvénients de l'hémodialyse?

Avantages de l'hémodialyse:

- L'hémodialyse est réalisée par un infirmier qualifié ou un technicien en dialyse, elle est donc sûre, moins stressante et plus confortable pour le patient.

- L'hémodialyse est la méthode la plus rapide et la plus efficace par rapport aux autres modalités d'épuration. Elle nécessite moins de temps que la dialyse péritonéale.

- Les centres d'hémodialyse fournissent une plateforme pour se retrouver entre patients et échanger. Ces échanges entre patients réduisent le stress et leur permettent de passer un bon moment ensemble.

- Comme l'HD n'est faite que trois fois par semaine, cela leur laisse plus de temps libre.

- il y a moins de risque d'infection.

- Comme l'HD est moins coûteuse que la DP, elle est la plus pratiquée dans la plupart des centres.

Les inconvénients de l'hémodialyse:

- Faire le trajet régulièrement de chez soi jusqu'au centre de dialyse estun inconvénient majeur parce qu'il peut prendre beaucoup de temps, surtout si le centre de dialyse est loin.

- Le programme d'HD est figé et doit être suivi à la lettre. Le patient doit programmer toutes ses autres activités en fonction de ses séances d'HD.

Chez les patients dialysés, la restriction en liquides en sel est indispensable pour maintenir le poids entre 2 séances.

- La mise en place de l'aiguille d'HD est douloureuse.

- Il y a plus de restrictions alimentaires. Le patient sous HD doit adhérer à un régime pauvre en liquides, sel, potassium et phosphore.

- Le risque d'infection par hépatite est accru.

Faire et ne pas faire de l'hémodialyse

- Les patients ayant une MRC au stade terminal et qui sont sous dialyse, ont besoin de faire trois séances d'HD par semaine. La régularité de la dialyse est essentielle pour rester en bonne santé. Une HD inadéquate ou irrégulière peut être néfaste et parfois fatale au patient.

- La restriction hydro-sodée est essentielle pour contrôler la prise de poids entre 2 séances d'HD. La restriction concerne également le potassium et le phosphore. L'augmentation des apports protéiques est importante.

- La malnutrition est fréquente chez les hémodialysés et provoque de mauvais résultats. Un régime pauvre en protéines et la perte de protéines durant la dialyse entrainent une malnutrition. Ainsi, un régime hypercalorique et riche en protéines est recommandé chez les patients dialyses dialysés.

- Ces patients peuvent prendre des suppléments vitaminiques incluant les vitamines B et C solubles dans de l'eau. Ils doivent éviter les complexes multivitaminés non pharmaceutiques parce qu'ils peuvent ne pas contenir toutes les vitamines nécessaires et celles contenues dedans peuvent ne pas avoir les dosages adaptés aux patients dialysés. Par ailleurs, ils peuvent

La DPCA est une méthode de dialyse réalisable par le patient à domicile en utilisant un liquide spécial.

contenir de la vitamine A, E et K ou des sels minéraux qui peuvent être néfastes pour les patients sous dialyse.

- Calcium et vitamine D doivent être rajoutés, selon les taux de calcium, phosphore et parathormone dans le sang.
- Le patient doit changer son style de vie. Il doit arrêter de fumer, maintenir un poids normal, faire de l'exercice physique régulièrement et limiter les boissons alcoolisées etc.

Quand est-ce qu'un patient sous hémodialyse doit-il contacter l'infirmier ou le médecin de dialyse?

Le patient hémodialysé doit contacter l'infirmier responsable ou le médecin dans les situations suivantes

- Saignement de la FAV ou du cathéter.
- Disparition des vibrations, bruit ou thrill au niveau de la FAV.
- Prise de poids inexpliquée, œdème significatif ou essoufflement.
- Douleur thoracique, battements du cœur très rapides ou très lents.
- Développement d'une hypertension sévère ou d'une hypotension.
- Le patient devient confus, somnolent, inconscient ou présente des convulsions.
- Fièvre, frissons, vomissements sévères, présence de sang dans le vomi, faiblesse sévère.

Dialyse Péritonéale

La dialyse péritonéale (DP) est une forme de dialyse pour les patients ayant une MRC au stade terminal qui est largement acceptée et qui est efficace. C'est la plus fréquente des méthodes de dialyse à domicile.

> **La DPCA doit être faite de manière méticuleuse tous les jours à la même heure sans aucun jour de vacances.**

Qu'appelle-t-on dialyse péritonéale?

- Le péritoine est une membrane fine qui recouvre la cavité abdominale et supporte l'estomac, l'intestin et les autres organes intra-abdominaux.

- La membrane péritonéale est semi-perméable et peut être traversée par les déchets toxiques présents dans le sang.

- La dialyse péritonéale est un processus de purification du sang à travers la membrane péritonéale.

Quels sont les différents types de dialyse péritonéale ?

Les différents types de dialyse péritonéale sont:

1. Dialyse Péritonéale Intermittente (DPI)

2. Dialyse Péritonéale Continue Ambulatoire (DPCA)

3. Dialyse Péritonéale Continue Cyclique (DPCC)

1. Dialyse Péritonéale Intermittente (DPI)

La dialyse péritonéale Intermittente (DPI) est une méthode de dialyse efficace et précieuse en cas de dialyse temporaire chez des patients hospitalisés. La DPI est largement utilisée en cas d'IRA, chez les enfants et femmes enceintes et en urgence chez les insuffisants rénaux chroniques au stade terminal.

- Dans la DPI, un cathéter spécial en plastique et ayant plusieurs trous est placé dans l'abdomen du patient avec une solution spéciale ou dialysat.

- La dialyse par DPI nécessite une période de 24 à 36 heures et environ 30 à 40 litres de dialysat sont utilisés durant ce traitement. Au contact du péritoine, le liquide infuse dans le

---

La dialyse péritonéale continue cyclique est réalisable à domicile grâce à un appareil : cycleur automatique.

---

corps et la poche vide est enroulée et placée sous les vêtements en attendant le prochain traitement.

- La DPI est répétée tous les 1 à 3 jours selon les besoins du patient.

2. Dialyse Péritonéale Continue Ambulatoire (DPCA)
Qu'appelle-t-on la DPCA?

DPCA signifie:

D - Dialyse est une méthode de purification du sang.

P – Péritonéale, membrane abdominale qui joue le rôle de filtre.

C - Continue signifie que le processus est ininterrompue (traitement sans arrêt, 24h/24 et 7 jours/7).

A - Ambulatoire signifie que le patient peut marcher et vaquer à ses occupations quotidiennes.

La Dialyse Péritonéale Continue Ambulatoire (DPCA) est une forme de dialyse qui peut être réalisée par le patient à domicile sans avoir besoin de machine. Comme la DPCA fournit un certain nombre de commodités et d'indépendance, elle est de plus en plus populaire dans les pays en voie de développement.

Processus de DPCA

Le cathéter de DPCA: pour réaliser la DPCA, on utilise un cathéter en caoutchouc ou silicone, flexible et fin et ayant de multiples trous sur les parois. Le cathéter est placé chirurgicalement dans l'abdomen du patient et constitue un abord continu pour la DP. Le cathéter est souvent placé à travers la paroi de l'abdomen, environ un pouce en dessous de l'ombilic. Le cathéter de la DPCA est mis en place 10 à 14 jours avant le début de la dialyse. Tout comme

---

Les principaux avantages de la DPCA sont la liberté de locomotion, la commodité des horaires et moins de restrictions alimentaires.

---

la FAV pour l'HD, le cathéter de la DPCA est la "ligne de vie" des patients sous DPCA.

Technique de la Dialyse Péritonéale Continue Ambulatoire (DPCA):

La DPCA est une méthode qui se déroule en 3 étapes: infusion, stase et drainage.

Infusion: le dialysat péritonéal quitte sa pochette en plastique stérile pour aller à travers le cathéter remplir la cavité abdominale par un phénomène de gravité, ceci dure 6 heures le jour et 6 à 8 heures la nuit. Le dialysat demeure dans l'abdomen pendant 4 heures, période appelée stase. Durant le drainage, le processus de purification est déclenché. Le péritoine filtre les déchets et le surplus d'eau qui passent du sang vers le dialysat péritonéal.

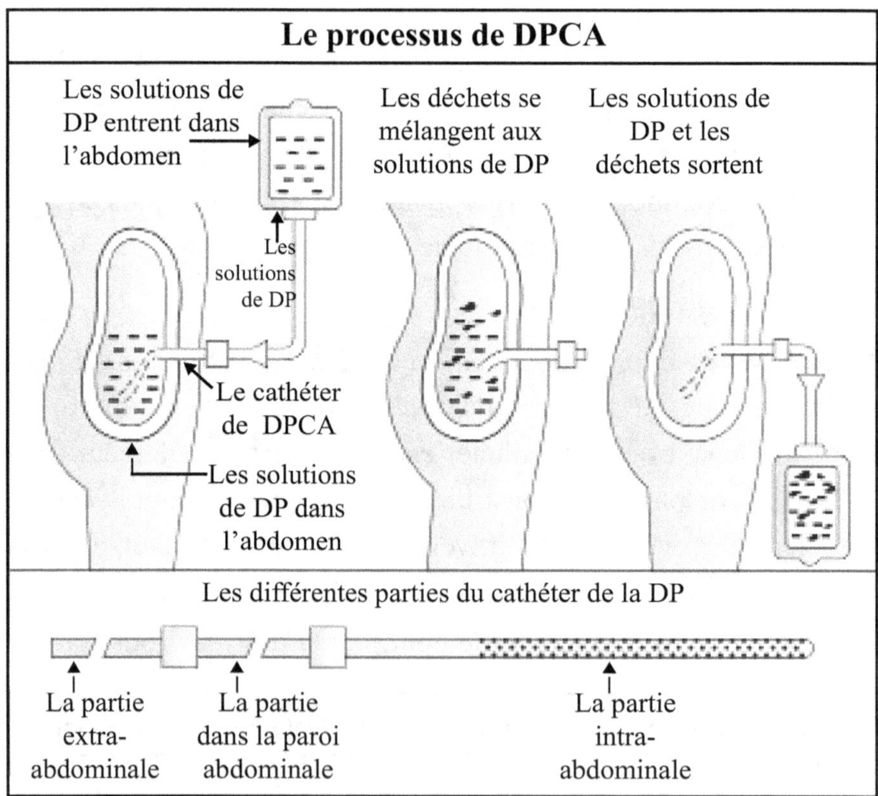

Durant ces périodes, le patient est libre de marcher et de faire ce qu'il veut (d'où l'adjectif du traitement ambulatoire, ambulatoire signifiant marchant).

Stase : Le temps durant lequel la solution de DP reste dans la cavité péritonéale est appelé temps de stase. Ce dernier dure de 4 à 6h par échange durant la journée et de 6 à 8 h durant la nuit. Les échanges qui permettent de nettoyer le sang se passent au cours de cette période. La membrane péritonéale fonctionne comme un filtre permettant d'évacuer du sang vers la cavité péritonéale les déchets, les substances indésirables et l'excès d'eau. Le patient est libre de vaquer à ses occupations durant cette période (d'où le terme d'ambulatoire).

Drainage: Après la période de stase, le liquide de DP chargé de déchets est drainé vers une poche externe vide (qui a été enroulée et gardée sous les vêtements). La poche pleine de liquide drainé est pesée puis vidée). Le liquide de DP drainé est généralement transparent.

Il est remplacé immédiatement par un nouveau liquide de DP durant 30 à 40 mn. Ce processus de drainage de l'ancien fluide et d'infusion du nouveau est appelé "échange". Cet échange doit se faire 3 à 5 fois par jour et une fois la nuit. L'échange de la nuit est fait juste avant d'aller au lit et le fluide de DP demeure dans l'abdomen toute la nuit. La DPCA exige une asepsie rigoureuse.

3. DPA ou Dialyse Péritonéale Continue Cyclique (PDCC):

La dialyse péritonéale Automatisée (DPA) ou dialyse péritonéale continue cyclique (PDCC) est une dialyse continue réalisée à domicile tous les jours mais avec une machine appelée cycleur.

Les patients sous DPCA doivent avoir un régime riche en protéines pour éviter la malnutrition et réduire le risque d'infection.

Durant la DPA, le cycleur infuse et draine de manière automatique le dialysat péritonéal. Chaque cycle dure environ 1 à 2 heures et on a besoin d'effectuer 4 à 5 échanges par jour. La DPA dure 8 à 10 heures de temps et se déroule la nuit quand le patient dort. Au matin, quand la machine est débranchée, il reste 2 à 3 litres de dialysat dans l'abdomen permettant la dialyse la journée. Ce liquide est drainé le soir avant de brancher la machine. L'avantage essentiel de la DPA est la liberté de mouvement durant toute la journée puisque le processus ne nécessite qu'un branchement nocturne sur les 24 heures. La DPA fournit un certain confort au patient et réduit les risques d'infection péritonéale ou péritonite. Les inconvénients de cette méthode sont le coût et la complexité.

Quel liquide utilise-t-on pour la DPA?

Le fluide de la DP (dialysat) est une solution stérile, riche en sels minéraux et glucose. Selon la concentration en dextrose, 3 types de dialysat existent en Inde (1,5% ; 2,5% et 4,5%). Le glucose contenu dans le dialysat permet d'attirer le surplus de liquide de l'organisme. Selon la quantité d'eau qu'on désire extraire chez un patient, on utilise la concentration en glucose nécessaire. Pour enlever plus d'eau, le dialysat fortement concentré en glucose est utilisé. Actuellement, de nouveaux dialysats sont disponibles contenant de l'icodextrine à la place du dextrose. Ces nouveaux dialysats présentent l'avantage d'être plus lents à retirer le surplus de liquide et sont recommandés chez le sujet diabétique ou en surpoids. Son utilisation est limitée à une seule fois par jour. Les poches de dialysat sont disponibles avec différentes contenances allant de 1 à 2,5 litres.

**L'inconvénient majeur de la DPCA
est l'infection du péritoine.**

Quels sont les problèmes les plus fréquents de la DPA?

Les complications les plus fréquentes de la DPCA sont:

Infection: la complication la plus fréquente et la plus sérieuse chez les patients en DPCA est la péritonite. Elle se manifeste par des douleurs abdominales, fièvre, frissons et aspect épais et trouble du liquide de dialysat. Pour prévenir ces péritonites, la DPCA doit être réalisée sous des règles d'asepsie rigoureuses. De même, il faut lutter contre une éventuelle constipation. Le traitement repose sur une antibiothérapie à large spectre en attendant les résultats des prélèvements du dialysat qui permettront de réajuster le traitement. Chez quelques patients, il est nécessaire d'enlever le cathéter. L'infection peut également toucher le site d'insertion du cathéter à la peau.

Autres complications: distension abdominale, faiblesse des muscles abdominaux entrainant l'apparition d'hernies, fuite du dialysat, œdème scrotal, constipation, douleurs dorsolombaires, mauvais drainage du dialysat, infusion de trop de fluide, fuite de dialysat et prise de poids sont plutôt fréquents au cours de la DPCA.

Avantages de la DPCA

- Moins de restrictions diététiques et hydriques.
- Plus de liberté. La dialyse pouvant se faire à domicile, sur le lieu de travail ou même durant les voyages. Toutes les activités quotidiennes peuvent être réalisées alors que la dialyse est en cours. La DPCA peut être réalisée par le patient lui-même sans

---

L'anémie est fréquente au cours de la MRC et son traitement améliore la qualité de vie.

---

avoir recours à une machine ou besoin d'un infirmier ou d'un membre de sa famille.

- Les patients ne sont plus contraints de se rendre trois fois par semaine à l'hôpital, supporter la douleur de la piqûre d'aiguille.

- Meilleur contrôle de l'hypertension artérielle et de l'anémie.

- Dialyse douce permettant un nettoyage continu du sang sans contrainte ni inconfort.

Inconvénients de la DPCA

- Risque d'infection du péritoine ou du site d'insertion du cathéter.

- Le patient doit effectuer et correctement 3 à 5 échanges quotidiens, Durant 365 jours par an sans aucun jour de congé. Il doit suivre toutes les instructions de propreté et d'asepsie, même si c'est relativement stressant.

- Porter un cathéter externe et du liquide dans le ventre en permanence peut être inconfortable et peut changer l'apparence du patient qui peut ne pas le tolérer.

- Le sucre contenu dans le dialysat peut entrainer une prise de poids et des troubles lipidiques.

- On peut considérer comme inconvénient le fait de stocker et de manipuler des poches de DP lourdes à domicile.

Quel est le régime recommandé chez le patient sous DPCA?

Les règles diététiques sont très importantes chez le patient sous DPCA et sont légèrement différentes de celles des patients sous HD.

> **Le traitement des infections et des déficits hydriques est très important dans la maladie rénale chronique.**

- Régime riche en protéines afin d'éviter la malnutrition protéique due à la perte continue des protéines au cours de la DP.

- Régime réduit en calories pour éviter les prises de poids. Le dialysat péritonéal contient du glucose qui constitue un apport permanent en hydrates de carbone pour le patient sous DP.

- Moins de restriction hydro-sodée par rapport aux patients en HD.

- Les apports en potassium et phosphate sont réduits.

- Alimentation riche en fibres afin de lutter contre la constipation.

Quand est-ce qu'un patient sous DPCA doit-il contacter l'infirmier ou le médecin responsable de dialyse?

Le patient sous DPCA doit contacter immédiatement l'équipe soignante en cas de :

- Douleur abdominale, fièvre ou frissons.

- Le liquide de drainage est épais ou trouble ou rouge (hémorragique).

- Douleur, pus, rougeur, œdème ou chaleur autour de l'orifice d'insertion du cathéter.

- Le flux du dialysat pour infusion ou drainage est bloqué ou apparition d'une constipation.

- Prise de poids inattendu, œdème significatif, essoufflement et développement d'une hypertension sévère (suggestives d'une surcharge en eau).

- Baisse de la pression artérielle, perte de poids, crampes et vertiges (Suggestives d'un déficit en eau).

Chapitre 14

Transplantation Rénale

La transplantation rénale est l'aboutissement du développement de la médecine et de la science.

Une transplantation rénale réussie est la meilleure option thérapeutique pour l'IRCT. La vie, après transplantation rénale, est presque normale.

La transplantation rénale est discutée en 4 parties:

1. Informations avant la transplantation
2. Chirurgie de la Transplantation
3. Soins Post-Transplantation
4. Transplantation rénale à partir d'un donneur décédé (cadavérique)

Informations avant la transplantation

Qu'est-ce qu'une transplantation rénale ?

La transplantation rénale est une intervention chirurgicale qui consiste à placer un rein sain (provenant d'un donneur vivant ou décédé) dans le corps d'une personne souffrant d'IRCT (receveur).

Quand est-ce que la transplantation rénale devient nécessaire?

La transplantation rénale est nécessaire chez tout patient souffrant d'une Insuffisance Rénale Chronique Terminale.

Quand est-ce que la transplantation rénale n'est pas nécessaire en cas d'insuffisance rénale ?

La transplantation rénale n'est pas nécessaire en cas d'insuffisance

---

La découverte de la greffe rénale a été une bénédiction pour les patients souffrant d'insuffisance rénale chronique.

---

rénale aiguë (transitoire) ou en cas de lésion d'un seul des deux reins.

Pourquoi est-il nécessaire de transplanter en cas d'IRC au stade terminal ?

La dialyse au long cours associée à des médicaments chez les patients en IRCT ne guérit pas le malade. Une transplantation rénale réussie est le traitement le plus efficace et c'est le seul traitement curatif de l'insuffisance rénale au stade terminal. Ainsi, la transplantation rénale sauve la vie du patient et lui permet de vivre une vie presque normale, c'est un "don de la vie".

Quels sont les avantages de la transplantation rénale ?

Les bénéfices majeurs de la transplantation rénale sont:

- Recouvrer totalement sa santé et une meilleure qualité de vie. Le patient vit presque normalement et aborde ses activités avec plus d'énergie, plus d'endurance et à plus de productivité.

- il n'est plus enchainé à la dialyse et ne subit plus de douleurs des piqûres. Il ne perd plus son temps avec les complications de la dialyse.

- Le patient vit plus longtemps. Les patients ayant eu une transplantation rénale vivent plus longtemps que ceux qui sont sous dialyse.

- Il y a moins de restrictions alimentaires.

- Les complications avec le greffon sont rares par rapport aux complications de la dialyse.

- Le coût initial de la transplantation est cher. Mais au bout de 2

Une greffe rénale réussie est le meilleur traitement à proposer en cas de MRC au stade d'IRCT. Elle permet d'avoirune vie presque normale.

---

ou 3 ans, le coût du traitement antirejet du greffon revient moins cher que le coût de la dialyse.

- Amélioration de la vie sexuelle chez les hommes et possibilité de grossesse chez les femmes.

Quels sont les inconvénients de la transplantation rénale ?

La transplantation rénale a beaucoup de bénéfices, mais elle a quelques inconvénients aussi. Ces inconvénients sont:

- Risques liés à la chirurgie. La transplantation rénale nécessite une intervention lourde sous anesthésie générale qui peut avoir des conséquences au cours de l'intervention ou en postopératoire.

- Risque de rejet. Il n'y a pas encore de garantie de 100% que l'organisme du receveur accepterait le greffon. Mais avec la disponibilité et le développement de nouvelles molécules immunosuppressives, le risque de rejet est moindre par rapport au passé.

- Prise de médicaments régulièrement. Il est nécessaire de prendre des médicaments tous les jours et tant que le greffon fonctionne. L'arrêt, la rupture ou l'oubli de ces médicaments peut conduire à un rejet du greffon.

- Haut risque d'infections, effets secondaires des médicaments et survenue de cancers.

- Le stress lié à l'attente du greffon, le devenir incertain de la transplantation (échec de la transplantation), la peur que le greffon ne marche pas.

- Le coût élevé de cette phase initiale.

La transplantation rénale n'est pas réalisable chez les patients atteints de SIDA, cancer ou autre affection sérieuse.

Quelles sont les contre-indications de la transplantation rénale?

Même si le patient est en phase terminale de son insuffisance rénale, la transplantation peut être dangereuse et n'est pas recommandée s'il souffre d'une infection sévère et active, d'un cancer évolutif, de problèmes psychiatriques, d'un retard mental, d'une maladie coronaire instable ou d'une insuffisance cardiaque congestive, d'une artériopathie périphérique sévère ou d'un autre problème de santé majeur.

Quel est l'âge limite pour recevoir un rein?

Il n'y a pas de critère d'âge fixe pour recevoir un rein, mais il est recommandé de réaliser la transplantation entre 5 et 65 ans.

Où prélève-t-on habituellement les greffons pour la transplantation rénale ?

Il existe 3 possibilités de sites de prélèvements de rein: donneur vivant apparenté, donneur vivant non-apparenté et donneur décédé. Les donneurs vivants apparentés sont sélectionnés parmi les parents de premier degré (parents, frères, sœurs) ou second degré (oncles, tantes, cousins). Les donneurs vivants non-apparentés sont généralement les conjoints ou les amis. Les reins cadavériques sont prélevés chez les victimes de mort cérébrale.

Quel est le donneur idéal?

Les vrais jumeaux sont des donneurs idéaux assurant le maximum de chance de survie du greffon après transplantation.

Qui peut donner un rein?

Toute personne en bonne santé et possédant 2 reins peut en donner

---

Les transplantations rénales d'un donneur apparenté ont le plus de chance de réussir.

---

un si le groupe sanguin et les types tissulaires sont compatibles avec ceux du receveur. Le donneur doit généralement être âgé de 18 à 65 ans.

Comment le groupe sanguin détermine-t-il la sélection du donneur?

La compatibilité des groupes sanguins est importante pour réussir une transplantation rénale. Receveur et donneur doivent avoir le même groupe sanguin ou des groupes compatibles comme le montre le tableau suivant:

Groupe du receveur	Groupe du donneur
O	O
A	A ou O
B	B ou O
AB	AB ou A ou B ou O

Qui ne peut pas donner de rein?

Un donneur vivant doit être bien évalué sur le plan médical et psychologique afin de s'assurer que le don d'un rein ne lui sera pas préjudiciable. Une personne ne peut donner son rein si elle est diabétique, porteuse d'un cancer, d'une infection à VIH, d'une maladie rénale, hypertendue ou prenant des médicaments au long cours ou ayant une maladie psychiatrique.

Quels sont les risques potentiels pour un donneur vivant?

Un donneur potentiel doit être évalué afin de s'assurer que le prélèvement d'un rein ne lui sera pas préjudiciable. Avec un seul rein, un donneur vivant vivra normalement et en bonne santé.

> **Le don d'un rein est sans aucun danger et permet de sauver la vie d'un patient atteint de MRC.**

Après le don, l'activité sexuelle n'est pas perturbée. Femmes et hommes peuvent avoir des enfants.

Les risques chirurgicaux sont pareils que pour toute intervention lourde. Le risque d'avoir une maladie rénale sur le rein laissé en place n'est pas supérieur à celui de ceux qui ont 2 reins.

Qu'appelle-t-on "donneurs vivants jumelés"?

La transplantation rénale à partir d'un donneur vivant a plus d'avantages par rapport à la transplantation par un rein cadavérique ou la dialyse. Plusieurs patients avec une IRCT ont des donneurs potentiels dans leur entourage mais l'obstacle majeur reste la compatibilité des groupes sanguins ou le cross-match. Le procédé des donneurs de rein jumelés (don de rein par échange de bénéficiaires) ou "Donneurs de reins croisés" permet un échange

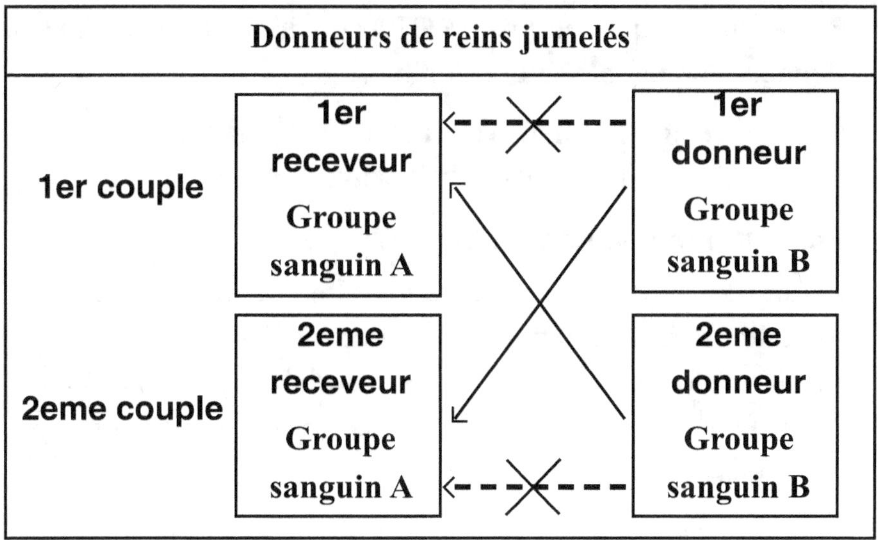

de donneurs vivants entre deux couples donneur/receveur incompatibles pour créer deux couples compatibles. Ceci est réalisable si le second donneur est compatible avec le premier receveur et le premier donneur avec le second receveur. Ce procédé d'échange entre deux couples incompatibles permet d'avoir deux couples compatibles et donc la réalisation de 2 transplantations rénales.

Qu'est-ce qu'une transplantation rénale préemptive?

La transplantation rénale est souvent discutée comme éventualité thérapeutique après une durée variable de traitement par dialyse. La transplantation rénale réalisée avant même l'initiation d'un traitement par dialyse est appelée transplantation préemptive. Souvent, la transplantation rénale préemptive est considérée comme la meilleure option de prise en charge des IRCT parce qu'elle permet d'éviter les risques et les inconvénients de la dialyse sans parler du coût. Elle est également associée à une meilleure tenue du greffon par rapport à la transplantation après dialyse. Devant autant de bénéfices, la transplantation rénale préemptive serait la plus indiquée en cas d'IRCT à condition bien entendu que le donneur compatible soit disponible.

L'intervention chirurgicale de la Transplantation rénale

Comment transplante-t-on le rein?

- Avant la chirurgie, une évaluation clinique, psychologique et sociale est réalisée afin de s'assurer des aptitudes du couple receveur/donneur vivant et de la sécurité du geste. Des bilans sont faits pour s'assurer de la compatibilité des groupes sanguins et des groupes HLA.

- La transplantation rénale est un travail d'équipe avec le néphrologue, le chirurgien, le pathologiste, l'anesthésiste, le staff infirmier et les coordonnateurs de la transplantation.

Dans la greffe rénale, le rein est greffé dans la partie basse de l'abdomen sans toucher aux reins malades.

La Transplantation Rénale

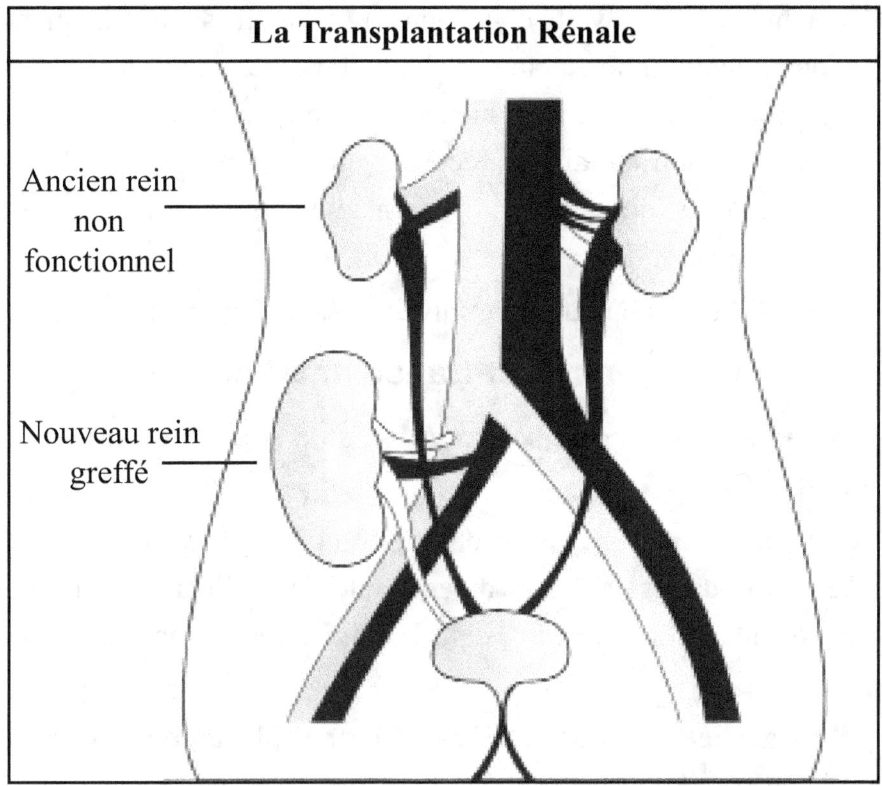

- Après des explications approfondies, le consentement éclairé est obtenu aussi bien du receveur que du donneur.

- En cas de donneur vivant, receveur et donneur sont opérés en même temps.

- Cette chirurgie majeure nécessite entre 3 à 5 heures de temps et se déroule sous anesthésie générale.

- Chez le donneur vivant, on prélève généralement le rein gauche par laparoscopie ou par chirurgie à ciel ouvert. Après ablation, le rein est lavé dans une solution spéciale et glacée et immédiatement placé au niveau de la partie droite du pelvis du receveur.

- Dans la majorité des cas, les reins malades du receveur sont laissés en place.

- Quand le greffon vient d'un donneur vivant, il est généralement fonctionnel immédiatement. Mais s'il provient d'un cadavre, le greffon a besoin de quelques jours à quelques semaines pour reprendre son travail. Le receveur durant cette période devra suivre des séances de dialyse en attendant que la fonction rénale se rétablisse.

- Après la transplantation, le suivi est assuré par le néphrologue.

Soins Post-transplantation

Quelles sont les complications les plus probables après la transplantation?

Les complications les plus probables sont le rejet, l'infection, les effets secondaires des médicaments et le risque lié à la chirurgie. Les considérations majeures dans le suivi après la transplantation sont:

- Les médicaments prescrits après la transplantation et le rejet du greffon.

- Les précautions à prendre après la transplantation rénale afin de garantir une bonne santé au greffon et prévenir les infections.

Les médicaments prescrits après la transplantation et le rejet de greffe.

Quelles sont les différences entre le suivi post-opératoire d'une greffe rénale et le suivi des autres interventions chirurgicales de routine?

En cas de chirurgie de routine, les médicaments en post-opératoire sont prescrits pour une durée de 7 à 10 jours. Mais après une

> **Les complications majeures de la greffe sont le rejet, l'infection et les effets secondaires des médicaments.**

transplantation rénale, des médicaments sont prescrits à vie et avec une surveillance régulière.

Qu'appelle-t-on rejet du greffon rénal?

Le système immunitaire de l'organisme a pour rôle d'identifier et de détruire tout objet étranger à l'organisme comme des bactéries et des virus qui et peuvent être néfastes pour le corps. Quand le corps du receveur reconnait le greffon comme étant étranger et ne lui appartenant pas, le système immunitaire l'attaque et essaie de le détruire. Cette réaction de défense est naturelle sur le greffon et s'appelle rejet du greffon. Ce rejet survient quand le corps du receveur n'accepte pas le greffon.

Quand est-ce que ce rejet apparait et quel en est l'effet?

Le rejet du greffon peut apparaitre à n'importe quel moment du post-opératoire, mais il est plus fréquent dans les premiers 6 mois. La sévérité du rejet varie d'un patient à l'autre. La plupart des rejets sont facilement à moyennement bien gérés par les médicaments immunosuppresseurs. Mais chez quelques patients, le rejet est sévère et ne répond pas aux médicaments entrainant ainsi la destruction du greffon.

Quels sont les médicaments que le patient doit prendre pour éviter le rejet?

- Il y a toujours un risque de rejet du greffon rénal à cause du système immunitaire de l'organisme.
- Si le système immunitaire est complément supprimé, il n'y a plus de risque de rejet du greffon mais le patient peut souffrir d'infections graves menaçant le pronostic vital.

Après la greffe rénale, un traitement médical à vie est nécessaire pour éviter le rejet du greffon.

- Des médicaments spéciaux sont prescrits aux patients après la transplantation rénale. Ils ont pour rôle de modifier le système immunitaire entrainant une prévention du rejet du greffon sans pour autant affecter sévèrement les moyens de défense du patient contre les infections.

- Ces médicaments sont appelés immunosuppresseurs. Les plus utilisés sont la prednisolone, la cyclosporine, l'azathioprine, le mycophénolate mofétil (MMF), le tacrolimus et le sirolimus.

Combien de temps le patient doit-il prendre les immunosuppresseurs après la transplantation rénale ?

Pour prévenir le rejet du greffon, les immunosuppresseurs sont pris à vie. Au début, plusieurs médicaments sont souvent prescrits mais le nombre des médicaments ainsi que le nombre des prises diminuent progressivement avec le temps.

Est-ce que le patient a besoin d'autres médicaments après la transplantation rénale ?

Oui. Après la transplantation rénale, le patient a besoin d'autres médicaments en plus des immunosuppresseurs. Les médicaments fréquemment prescrits sont: les antihypertenseurs, les diurétiques, le calcium, les vitamines, les antibiotiques pour prévenir ou traiter une infection et les médicaments contre l'ulcère gastrique.

Quels sont les principaux effets secondaires des médicaments immunosuppresseurs?

Les principaux effets secondaires des médicaments immunosuppresseurs sont résumés dans le tableau suivant:

> **Si le rein greffé ne fonctionne pas, on a le choix entre réinitier la dialyse ou tenter une autre greffe.**

Médicaments Principaux effets secondaires

Prednisolone	Prise de poids, hypertension, irritation gastrique, augmentation de l'appétit, augmentation du risque de diabète, ostéoporose, cataracte
Cyclosporine	Hypertension, légers tremblements, excès de cheveux, hypertrophie gingivale, augmentation du risque de diabète, altérations rénales
Azathioprine	Aplasie médullaire, augmentation du risque d'infection
MMF	Douleur abdominale, nausées, vomissements et diarrhée
Tacrolimus	Hypertension, diabète, tremblements, céphalées, altérations rénales
Sirolimus	Hypertension, baisse de toutes les lignées sanguines, diarrhée, acné, douleur articulaire, augmentation du cholestérol et des triglycérides

Que se passe-t-il si le rein transplanté ne fonctionne pas?

Quand le rein transplanté ne marche pas, on a deux options: programmer une seconde greffe ou dialyser.

Précautions à prendre après la Transplantation rénale

Une transplantation rénale réussie permet une nouvelle vie normale, en bonne santé et indépendante. Mais il est nécessaire de prendre certaines précautions pour bien vivre, protéger le greffon et prévenir les infections.

Recommandations générales pour garder le greffon sain

- Ne jamais arrêter les médicaments ou en modifier les posologies. Il faut rappeler que la prise irrégulière, la modification ou l'arrêt de ces médicaments est la cause la plus fréquente de l'échec de la greffe.

- Avoir toujours en stock tous les médicaments dont on a besoin et en établir la liste. Ne jamais prendre des médicaments des marchés parallèles ou les phytothérapies.

- Mesurer la pression artérielle, le volume des urines, le poids et le taux de sucre (si c'est recommandé par le médecin traitant) tous les jours et le noter sur un petit carnet dédié à cet effet.

- Suivi régulier avec des visites médicales pour avis et des tests de laboratoire. Ce suivi est obligatoire.

- Faire ses analyses de laboratoire dans les laboratoires de référence seulement. Si les résultats ne sont pas satisfaisants, il est recommandé de consulter le médecin traitant en urgence.

- Si vous devez consulter en urgence un autre médecin, qui ignore votre état de santé, il ne faut pas hésiter à l'informer que vous êtes un transplanté rénal et que vous prenez un certain nombre de médicaments.

- Les restrictions diététiques sont moins draconiennes après la transplantation. Il faut prendre le nombre nécessaire de calories et de protéines et manger régulièrement. Le sel doit être réduit, de même que le sucre et le gras et le régime doit être riche en fibres afin d'éviter les prises de poids.

- Il faut boire plus de 3 litres d'eau par jour.

- Il faut avoir une activité physique régulière et garder son poids dans les limites normales. Il ne faut pas faire des exercices d'endurance ou les sports de contact (boxe, football).

- Une activité sexuelle sécurisée peut être reprise au bout de deux mois et après avis médical.

La rareté des donneurs est un obstacle majeur qui prive les patients des avantages d'une greffe.

- Il faut éviter le tabac et l'alcool.

Précautions pour prévenir les infections

- Il faut éviter les endroits surpeuplés comme les cinémas, les marchés, les transports en commun et les gens infectées.

- Il faut toujours porter un masque stérile dans les places publiques surtout les 3 premiers mois après la transplantation.

- Il faut toujours se laver les mains avec de l'eau et du savon avant de manger, avant de préparer ses médicaments ou avant de les prendre et après chaque passage dans les toilettes.

- Boire de l'eau filtrée et bouillie.

- Il faut manger des repas fraichement préparés et dans des ustensiles propres. Il faut éviter de manger à l'extérieur ou manger les aliments non préparés. Eviter de manger les crudités (fruits et légumes) durant les 3 premiers mois suivant la transplantation.

- Maintenir le domicile propre.

- Prendre soin des dents en les brossant régulièrement (2 à 3 fois par jour).

- Ne pas négliger la moindre petite blessure (éraflure, coupure, abrasion). Il faut nettoyer rapidement avec de l'eau et du savon, mettre un antiseptique puis un pansement protecteur.

Consulter ou appeler le médecin traitant ou la clinique de transplantation en cas de:

- Fièvre de plus de 37,8 degré Celsius (>100 °F) avec frissons, courbatures ou céphalées persistantes.

- Douleur ou rougeur en regard du greffon.

En cas de mort cérébrale, les lésions sont telles qu'aucune possibilité de récupération n'est espérée malgré un traitement médical ou chirurgical.

- Baisse significative du volume des urines, œdèmes, prise de poids rapide (plus d'un kilo par jour).
- Présence de sang dans les urines ou brûlures mictionnelles.
- Toux, essoufflement, vomissements, diarrhées.
- Développement de n'importe quel nouveau symptôme.

Pourquoi y a-t-il peu de transplantation rénale parmi les patients en IRCT?

La transplantation rénale est la meilleure option thérapeutique en cas d'insuffisance rénale terminale. Beaucoup de patients en ont besoin ou souhaitent l'avoir. Trois importantes raisons en limitent l'extension:

1. L'indisponibilité des reins: peu de patients ont la chance de trouver un rein de donneur vivant (apparenté ou non) ou un don de rein cadavérique. La disponibilité d'un rein de donneur vivant est un problème majeur et l'attente d'un don de rein cadavérique peut être particulièrement longue.

2. Coût: le coût de la transplantation rénale est élevé ainsi que le coût des médicaments que le patient doit prendre à vie. C'est le problème majeur des patients des pays en voie de développement.

3. Manque d'infrastructures: dans de nombreux pays en voie de développement, l'absence d'infrastructures pour la transplantation rénale est un facteur limitant.

Transplantation de rein cadavérique

Qu'est-ce qu'une transplantation de rein cadavérique?

C'est une intervention au cours de laquelle un rein en bon état est prélevé sur une personne après la mort cérébrale ou la mort

---

Un donneur décédé sauve la vie à deux patients ayant une MRC parce qu'il donne les deux reins.

---

cardiaque et il est transplanté à un patient ayant une insuffisance rénale chronique. Le rein est donc prélevé sur une personne récemment décédée et qui, durant sa vie, a exprimé le vœu de faire don de ses organes après son décès. La famille peut également exprimer le souhait de faire don si le défunt ne l'a pas fait de son vivant.

Est-ce la rareté des donneurs qui rend nécessaire la transplantation de rein cadavérique?

Un grand nombre de patients insuffisants rénaux et attendant la transplantation rénale sont maintenus en dialyse du fait du manque flagrant en donneurs vivants. L'unique espoir de ces patients reste un rein de cadavre donneur. Si une personne peut sauver la vie d'autrui après sa propre mort en faisant don de ses organes, c'est le plus noble geste de l'humanité. Les reins prélevés sur cadavres permettent également de lutter contre le commerce illégal d'organes.

Qu'appelle-t-on "mort cérébrale"?

La mort signifie simplement l'arrêt du cœur et de la respiration d'une manière permanente et irréversible. La "mort cérébrale" est un arrêt complet et irréversible de toutes les fonctions cérébrales qui conduit à la mort. Le diagnostic de "mort cérébrale" est posé par les médecins qui travaillent dans les unités d'hospitalisation des patients inconscients avec assistance respiratoire. Les critères de la mort cérébrale sont:

1. Le patient doit être au coma et la cause du coma (traumatisme cérébral, hémorragie cérébrale..) doit être correctement établie par l'histoire de la maladie, l'examen clinique, les tests de

---

**Après transplantation rénale, le patient
a une vie active strictement normale.**

---

laboratoire et l'imagerie neurologique. Certains médicaments (sédatifs, anticonvulsivants, myorelaxants, antidépresseurs, hypnotiques et narcotiques), certaines maladies métaboliques et endocriniennes peuvent entrainer un état d'inconscience semblable à une mort cérébrale.

De telles causes sont éliminées avant de retenir le diagnostic de mort cérébrale. Les médecins corrigent l'hypotension, l'hypothermie et l'hypoxie avant de considérer la mort cérébrale.

2. Un coma profond persistant malgré un traitement bien conduit et sous la supervision d'experts pendant une période adéquate afin "d'exclure toute possibilité de récupération".

3. Absence de respiration spontanée, le patient est sous assistance respiratoire.

4. La respiration, la pression artérielle et la circulation sont maintenues par une assistance respiratoire ou un autre moyen de maintien de la vie.

Quelle est la différence entre la mort cérébrale et l'inconscience?

Un patient inconscient peut avoir besoin d'assistance respiratoire et il est probable qu'il récupère après le traitement approprié. Alors qu'un patient qui fait une mort cérébrale n'a aucune chance de récupérer quel que soit le traitement tellement les lésions sont sévères et irréversibles. Chez le mort cérébral, dès que l'assistance respiratoire est arrêtée, la respiration s'arrête et le cœur s'arrête de battre. Mais il faut se rappeler que le patient est légalement décédé et ce n'est pas l'arrêt du respirateur qui a causé la mort. Les patients

---

Le don d'organes est un acte spirituel. Qu'y a-t-il de plus sacré que de sauver une vie !

---

présentant une mort cérébrale ne peuvent être maintenus sous respirateur indéfiniment et leurs cœurs s'arrêteront tôt ou tard.

Est-ce que tout le monde peut faire don de reins à son décès?

Non. A la différence des dons des yeux (cornée), le don des reins n'est plus possible après le décès avéré. Quand la mort survient, le cœur s'arrête et par la même occasion la circulation du sang au niveau des reins s'arrête. Ceci conduit à des lésions sévères au niveau du rein empêchant son utilisation comme greffon chez un receveur.

Quelles sont les causes communes de la "mort cérébrale"?

Les causes les plus fréquentes de la mort cérébrale sont les traumatismes crâniens (accident), hémorragie ou tumeur cérébrales, infarcissement cérébral.

Quand et comment diagnostique-t-on la "mort cérébrale"?

Quand un patient comateux profond, sous ventilation assistée ou un autre moyen de maintenance en vie et pendant une certaine période, ne montre aucun signe d'amélioration clinique ou neurologique, l'éventualité d'une mort cérébrale est évoquée. Le diagnostic de la mort cérébrale est porté par une équipe de médecins qui ne sont pas impliqués dans le programme de transplantation rénale. Cette équipe est composée du médecin traitant du patient, d'un neurologue, d'un neurochirurgien, etc... qui indépendamment après examen du patient déclarent "la mort cérébrale". Après un examen clinique détaillé, des tests de laboratoire, un EEG et d'autres investigations, on conclut que toutes les possibilités de récupération du cerveau sont explorées.

Le traitement des infections et des déficits hydriques est très important dans la maladie rénale chronique.

Quand toutes ces explorations confirment l'absence de chance de récupération, "la mort cérébrale" est déclarée.

Quelles sont les contre-indications au don de rein par un patient en "mort cérébrale"?

Si l'une des situations suivantes est présente, le don de rein ne peut être accepté d'un donneur en "mort cérébrale":

1. Un patient ayant une infection active.

2. Un patient porteur d'une infection VIH ou une hépatite B.

3. Un patient ayant une hypertension artérielle, un diabète ou une maladie rénale ou une insuffisance rénale depuis longtemps.

4. Un patient ayant un cancer (à l'exception des cancers du cerveau).

5. Un patient de moins de 10 ans ou de plus de 70 ans.

Quels sont les autres organes qu'on peut prélever sur les cadavres?

Les donneurs cadavériques peuvent donner les 2 reins et sauver la vie à 2 patients. En plus des reins, les autres organes qui peuvent être prélevés sont les yeux, le cœur, le foie, la peau, le pancréas etc...

Quels sont les membres de l'équipe de transplantation de rein de donneur décédé?

En cas de transplantation de rein cadavérique, une équipe particulière est nécessaire. Elle inclut:

- Les proches du donneur décédé pour un consentement légal.

- Le médecin traitant du donneur décédé.

L'anémie est fréquente au cours de la MRC et son traitement améliore la qualité de vie.

- le coordonnateur de la transplantation à partir de donneur décédé, qui explique et aide les proches du donneur décédé.
- Le neurologue qui a posé le diagnostic de mort cérébrale.
- Le néphrologue, l'urologue et leur équipe qui vont réaliser la transplantation.

Comment réalise-t-on la transplantation de rein cadavérique?

Les aspects les plus importants de la transplantation de reins cadavérique sont:

- Le diagnostic de la mort cérébrale est obligatoire.
- Il faut avoir les tests biologiques confirmant que les reins sont en bon état et toujours fonctionnels et qu'il n'y a pas de maladie systémique chez le donneur qui contre-indiquerait le prélèvement des reins.
- Consentement des proches du donneur.
- Le donneur est maintenu sous assistance respiratoire ou autre forme d'assistance, assurant la respiration et les battements du cœur, , jusqu'à ce qu'on puisse prélever les 2 reins du corps.
- Après ablation des reins, on les lave proprement avec une solution spéciale et on les garde dans de la glace.
- Un donneur décédé peut faire don des 2 reins, ainsi, il peut sauver 2 vies. Par le groupe sanguin, l'HLA et le cross match, on sélectionne les receveurs appropriés sur la liste d'attente de la transplantation rénale par rein cadavérique.
- Comme la greffe précoce est bénéfique, immédiatement après préparation du greffon, la transplantation est réalisée chez les 2 receveurs.

Le traitement des infections et des déficits hydriques est très important dans la maladie rénale chronique.

- L'intervention chez le receveur est la même que pour un rein de donneur vivant.

- La conservation du rein avant la transplantation peut entrainer quelques lésions du fait du manque d'oxygène puisqu'il n'y a plus de circulation sanguine et du fait de l'exposition au froid lors de la congélation. La présence de ces lésions fait que le rein cadavérique n'est pas fonctionnel immédiatement après la transplantation. Ainsi, les patients transplantés par rein cadavérique ont besoin de quelques séances de dialyse en attendant que le rein reprenne ses fonctions.

Est-ce qu'il y a une somme à payer à la famille du donneur?

Non. La famille du donneur défunt ne reçoit aucun payement en échange du rein et le receveur n'a pas à payer le rein à qui que ce soit. Si après sa mort, un donneur permet à quelqu'un de vivre, ceci en soit est un don inestimable. La récompense d'un tel geste de bonté humaine est plutôt une immense joie et une satisfaction sans bornes. La satisfaction de sauver la vie d'une personne malade n'a pas de prix.

L'anémie est fréquente au cours de la MRC et son traitement améliore la qualité de vie.

Le nombre de personnes souffrant de diabète est en augmentation en Inde et dans le monde. L'impact le plus important de l'augmentation de l'incidence du diabète est une augmentation de celle de la néphropathie diabétique. La néphropathie diabétique est l'une des complications les plus graves du diabète et est responsable d'un fort taux de mortalité.

Qu'appelle-t-on néphropathie diabétique?

L'augmentation persistante du taux de sucre dans le sang entraine des lésions au niveau des petits vaisseaux des reins chez les diabétiques. Ces lésions entrainent une perte des protéines dans les urines dans un premier temps et par la suite une hypertension artérielle, des œdèmes et les symptômes liés à une altération de la fonction rénale. A la phase ultime, la destruction progressive conduit à une insuffisance rénale (terminale). Cette atteinte rénale qui survient au cours du diabète est appelée néphropathie diabétique. C'est d'ailleurs le terme médical consacré.

Que doit-on savoir d'important sur la néphropathie diabétique?

- L'incidence du diabète est en augmentation en Inde et dans le monde. L'Inde risque de devenir la capitale mondiale du diabète.

- La néphropathie diabétique est la cause la plus fréquente de la maladie rénale chronique.

**Le diabète est la cause la plus fréquente
de maladie rénale chronique.**

- Le diabète est responsable de 40 à 45 % de nouveaux cas d'insuffisance rénale terminale.

- Le coût du traitement de l'IRCT est très élevé dans les pays en voie de développement comme l'Inde où les patients ne peuvent souvent pas honorer tous ces frais. Il faut donc investir dans le dépistage précoce et la prévention de la néphropathie diabétique.

- Chez les diabétiques présentant une atteinte rénale, un traitement bien suivi peut ralentir significativement la progression vers le stade terminal et donc la nécessité d'une dialyse ou d'une transplantation.

- le risque de mort par maladie cardio-vasculaire est plus important chez le diabétique ayant une néphropathie diabétique.

- Il est donc indispensable de faire précocement le diagnostic de la néphropathie diabétique.

Combien de diabétiques développeront la néphropathie diabétique?

Il existe 2 types de diabète au cours desquels le risque de développer la néphropathie diabétique n'est pas pareil.

Diabète de Type 1 (ou diabète insulino-dépendant): le diabète de type 1 touche souvent les sujets jeunes et nécessite de l'insuline pour le soigner. Environ 30 à 35% des patients diabétiques de type 1 développeront une néphropathie diabétique.

Diabète de Type 2 (ou Diabète non-insulino-dépendant): le diabète de Type 2 survient plus souvent chez l'adulte et son traitement ne repose pas sur l'insuline chez la majorité des patients. Environ 10 à 40% des diabétiques de Type 2 développeront une

---

Le diabète est à l'origine d'une insuffisance rénale terminale chez un dialysé sur trois.

---

néphropathie diabétique. Le diabète de type 2 est la première cause de maladie rénale chronique, responsable de plus d'un tiers des nouveaux cas.

Quels sont les diabétiques qui développeront la néphropathie diabétique ?

Il est difficile de prédire lequel des patients fera une néphropathie maisles principaux facteurs de risque de cette néphropathie sont:

- Diabète de type 1 survenu avant l'âge de 20 ans.
- Diabète non contrôlé (HbA1c élevée).
- Hypertension artérielle non contrôlée.
- Histoire familiale de diabète et de néphropathie diabétique.
- Problèmes visuels (rétinopathie diabétique) ou atteinte nerveuse (neuropathie diabétique) dus au diabète.
- Présence de protéines dans les urines, obésité, tabagisme et augmentation des lipides dans le sang.

Quand est-ce qu'un diabétique développe-t-il une néphropathie diabétique?

La néphropathie diabétique nécessite plusieurs années pour se développer et elle survient rarement durant les dix premières années de diabète. Les manifestations rénales apparaissent après 15 à 20 ans d'évolution du diabète de type 1. Si un diabétique ne développe pas de néphropathie dans les premières 25 années d'évolution du diabète, le risque de la développer diminue.

Quand faut-il suspecter la néphropathie diabétique chez un diabétique?

On suspecte l'apparition d'une néphropathie diabétique en cas de:

> **Les signes d'atteinte rénale au cours du diabète sont l'apparition de protéines dans les urines, hypertension artérielle et œdèmes.**

- Emission d'urine mousseuse ou présence d'albumine/protéines dans les urines (se voient dans les stades précoces).

- Apparition ou aggravation d'une hypertension artérielle préexistante.

- Développement des œdèmes au niveau des chevilles, pieds et face, réduction du volume des urines et prise de poids (du fait de la rétention hydrique).

- Baisse des besoins en insuline ou antidiabétiques oraux.

- Hypoglycémies fréquentes (Baisse du taux de sucre dans le sang). Meilleur contrôle du diabète avec des doses de médicaments antidiabétiques qui n'étaient pas suffisantes auparavant.

- Diabète contrôlé sans médicaments. Beaucoup de patients se sentent fiers et heureux d'être guéris du diabète mais en fait, l'état du patient s'est aggravé avec l'installation de la néphropathie diabétique.

- Présence de symptômes de la MRC (faiblesse, fatigue, manque d'appétit, nausées, vomissements, démangeaisons, pâleur et essoufflement) qui surviennent à un stade avancé.

- La créatinine et l'urée augmentent dans le sang.

Comment faire le diagnostic de la néphropathie diabétique et quels sont les tests qui permettent sa détection précocement?

Les analyses les plus utilisées pour diagnostiquer la néphropathie diabétique se font au niveau des urines et du sang: recherche de protéines dans les urines et taux de créatinine dans le sang (et le DFG). Pour dépister la néphropathie, le meilleur test à faire est la

> **Attention: des hypoglycémies fréquentes ou un contrôle du diabète sans médicaments doit faire suspecter une néphropathie diabétique.**

microalbuminurie. Par la suite, c'est la détection d'albumine dans les urines par les bandelettes urinaires qui recherchent la macro-albuminurie. La valeur de la créatinine dans le sang donne des informations sur la fonction rénale. Plus la valeur de la créatinine est élevée, plus le stade de la néphropathie est avancé. La créatinine augmente après l'apparition de la macro-albuminurie.

Qu'appelle-t-on microalbuminurie et macro-albuminurie?

L'Albuminurie signifie la présence d'albumine (type de protéines) dans les urines.

La Microalbuminurie signifie la présence d'une petite quantité de protéines dans les urines (albumine urinaire entre 30 et 300 mg/jour) qui ne peut être détectée par les tests de routine mais plutôt par des tests spécifiques. La Macro-albuminurie signifie une perte de beaucoup plus de protéines dans les urines (albumine urinaire >300 mg/jour) et qui peut être détectée par les tests de routine et les bandelettes urinaires.

Pourquoi la recherche de la microalbuminurie constitue-t-elle le test idéal pour le diagnostic de la néphropathie diabétique?

La détection d'une microalbuminurie permet de diagnostiquer la néphropathie diabétique au tout début, c'est donc le test idéal pour la dépister. Le principal bénéfice de faire le diagnostic à ce stade est que la néphropathie peut être prévenue et réversible sous traitement adéquat.

La microalbuminurie peut détecter une néphropathie débutante 5 ans avant la positivité des bandelettes urinaires et plusieurs années avant de devenir symptomatique et grave. Indépendamment de

---

Les deux analyses les plus importantes pour déterminer la néphropathie diabétique sont la recherche des protéines dans les urines et le taux de créatinine dans le sang.

l'atteinte rénale, la microalbuminurie est un facteur de risque de maladie cardio-vasculaire chez le diabétique.

La possibilité d'un diagnostic précoce par la microalbuminurie alerte les patients sur la survenue d'une complication grave et permet aux médecins de traiter ces patients avec plus de rigueur.

Quand et comment peut-on réaliser la microalbuminurie chez les diabétiques?

Dans le diabète de type 1, la microalbuminurie doit être réalisée après 5 années d'évolution du diabète et par la suite une fois par an. Dans le diabète de type 2, la microalbuminurie doit être faite au moment du diagnostic et par la suite chaque année.

Comment recherche-t-on la microalbuminurie dans les urines des diabétiques?

La microalbuminurie est une méthode de détection de très petites quantités de protéines dans les urines, qui ne peuvent être détectées par les méthodes usuelles. Pour le dépistage de la néphropathie diabétique, on réalise le test des bandelettes urinaires sur des urines fraiches et de façon aléatoire. Si le test se révèle négatif, on réalise la microalbuminurie pour détecter de plus petites quantités. Si le test aux bandelettes urinaires est positif, il n'est plus nécessaire de faire la microalbuminurie. Pour poser le diagnostic de néphropathie diabétique correctement, il faut 2 ou 3 microalbuminuries positives à 3 ou 6 mois d'intervalle et en l'absence d'infection urinaire.

Pour détecter la microalbuminurie, il existe 3 méthodes:

Spot urine test: ce test est réalisé par des bandelettes réactives ou par des comprimés et dans le cabinet de consultation. C'est un test

---

La recherche d'une microalbuminurie dans les urines est le premier et meilleur test pour dépister la néphropathie diabétique.

---

semi-quantitatif et dont le coût n'est pas élevé. Mais il n'est pas exact. Si le test de la microalbuminurie est positif, il doit être confirmé par une méthode appelé le rapport albuminurie/ Créatinurie.

Rapport albuminurie/Créatinurie (RAC): ce rapport est plus spécifique, plus exact et plus fiable pour la détection de la microalbuminurie. Le RAC estime la quantité d'albumine excrétée durant les 24 heures. Sur les urines fraiches du matin, un RAC entre 30 et 300 mg/g pose le diagnostic d'une microalbuminurie. Mais puisque c'est un test coûteux et non disponible partout, seuls les diabétiques des pays développés sont diagnostiqués ainsi.

Microalbuminurie des 24 heures: la présence de 30 à 300 mg d'albumine dans les urines de 24 heures suggère une microalbuminurie. Bien que la méthode de détection de la microalbuminurie soit standardisée, elle reste lourde et ne donne pas plus de précision.

Comment le test standard aux bandelettes urinaires aide-t-il au diagnostic de la néphropathie diabétique?

Les bandelettes urinaires standard (souvent donnent des résultats "traces" à 4+) sont d'utilisation courante en pratique pour la recherche de protéines dans les urines. Chez les diabétiques, l'examen des urines aux bandelettes est facile et rapide pour détecter une macro-albuminurie (albumine urinaire >300 mg/ jour). La présence d'une macro-albuminurie signifie une néphropathie diabétique patente stade IV.

Durant l'évolution de la néphropathie diabétique, la macro-albuminurie suit la microalbuminurie (stade III: néphropathie débutante) mais elle précède souvent la survenue de lésions

---

La recherche annuelle de la microalbuminurie est la meilleure stratégie pour le diagnostic précoce de la néphropathie diabétique.

---

rénales plus sévères, le syndrome néphrotique et l'augmentation de la créatinine dans le sang du fait de l'insuffisance rénale.

Pour le diagnostic d'une néphropathie diabétique, la microalbuminurie est le test le plus précoce. En cas de bandelettes urinaires positives aux protéines, la néphropathie est déjà avancée.

Dans les pays en voie de développement, la microalbuminurie est pratiquée chez peu de patients du fait de son coût et de sa non-disponibilité. Dans des situations pareilles, le recours aux bandelettes urinaires est le second meilleur test à faire pour poser le diagnostic de la néphropathie diabétique.

Le test aux bandelettes urinaires est un test simple, accessible et disponible dans les petits centres de santé et reste donc l'option idéale et la plus réalisable pour le dépistage de masse de la néphropathie diabétique. La prise en charge correcte et énergique à ce stade permet de retarder l'évolution vers l'insuffisance rénale et le besoin en dialyse ou la transplantation.

Comment pose-t-on le diagnostic de la néphropathie diabétique?

La méthode idéale: Dépistage annuel de la microalbuminurie chez les diabétiques par examen des urines et dosage de la créatinine (DFG).

En pratique: prise de la tension artérielle et examen des urines aux bandelettes tous les 3 mois. Dosage annuel de la créatinine dans le sang (DFG) chez tous les diabétiques. Cette méthode de dépistage reste abordable et possible même dans les petites villes des pays en voie de développement.

> **Les bandelettes urinaires sont la meilleure option diagnostique de la MRC dans les pays en voie de développement.**

Comment peut-on prévenir la néphropathie diabétique?

Pour prévenir la néphropathie diabétique, il est conseillé de:

- Avoir un suivi régulier par un médecin.
- Assurer un contrôle de son diabète. Avoir une HbA1C < 7%.
- Maintenir une tension artérielle inferieure à 130/80 mmHg. Utiliser précocement des IEC et des ARA2 comme traitement de l'hypertension artérielle.
- Restriction alimentaire en sucre, sel, gras et protéines.
- Faire les tests urinaires et la créatinine dans le sang (DFG) au moins une fois par an.
- Autres mesures: exercice physique régulier et maintien d'un poids idéal. Eviter l'alcool, le tabac et les produits dérivés et les analgésiques.

Traitement de la néphropathie diabétique

- Assurer un bon contrôle du diabète.
- Assurer un bon contrôle de la tension artérielle est une mesure importante pour protéger les reins. Il faut la prendre régulièrement et tout faire pour la maintenir inférieure à 130/80 mmHg. Le traitement de l'hypertension artérielle ralentit la progression de la MRC.
- Les IEC et les ARA2 sont des médicaments antihypertenseurs qui ont un effet spécialement bénéfique chez les diabétiques. En effet, ces molécules ralentissent la progression de la maladie rénale. Pour une meilleure action néphroprotectrice de ces médicaments, il faut les démarrer dès les premiers stades de la néphropathie c'est à dire dès le stade de microalbuminurie.

Il faut maintenir la tension en dessous de 130/80 en utilisant précocement les IEC et ARA 2, comme médicaments antihypertenseurs.

- Pour réduire les œdèmes, on prend des médicaments qui augmentent le volume des urines comme les diurétiques. On les associe à une restriction en sel et en eau.

- Les patients ayant une insuffisance rénale secondaire à une néphropathie diabétique font des hypoglycémies et nécessitent des modifications du traitement antidiabétique. L'insuline rapide est préférée. Il est nécessaire d'éviter les antidiabétiques à durée d'action prolongée. La metformine est souvent arrêtée si le DFG est inférieure à 30 ml /mn du fait du risque d'acidose lactique.

- En cas d'insuffisance rénale sur néphropathie diabétique, toutes les mesures de traitement de la maladie rénale chronique vues dans le chapitre 12 doivent être suivies.

- Evaluer et traiter de manière agressive les facteurs de risque cardio-vasculaires (tabac, alcool, lipides, sucre, hypertension, etc...)

- La néphropathie diabétique avec insuffisance rénale avancée nécessite la dialyse ou la transplantation rénale.

Quand est-ce qu'un diabétique ayant une néphropathie doit-il contacter le médecin?

Un patient diabétique porteur d'une néphropathie doit contacter le médecin immédiatement dans les situations suivantes:

- Une prise de poids rapide et inexpliquée, une réduction du volume des urines ou aggravation d'œdèmes préexistants ou difficultés respiratoires.

- Douleur thoracique, aggravation d'une hypertension

Un traitement méticuleux des facteurs de risque cardio-vasculaires constitue une partie essentielle du traitement de la néphropathie diabétique.

préexistante, troubles du rythme cardiaque qui devient plus rapide ou plus lent.

- Faiblesse sévère, perte d'appétit, vomissements ou pâleur.
- Fièvre persistante, frissons, douleurs ou brûlures au moment des mictions, urines malodorantes, urines rouges.
- Hypoglycémies fréquentes ou baisse des besoins en insuline ou en antidiabétiques oraux.
- Développement d'une confusion, somnolence ou convulsions.

Chapitre 16

Polykystose rénale

La polykystose rénale autosomique dominante (PKD) est la plus fréquente des maladies génétiques ou héréditaires du rein. Elle est caractérisée par l'apparition et le développement de nombreux kystes dans les reins. C'est la 4eme cause d'insuffisance rénale chronique. Au cours de cette maladie, d'autres organes peuvent être le siège de kystes comme le foie, le cerveau, les intestins, le pancréas, les ovaires et la rate.

Quelle est l'incidence de la PKD?

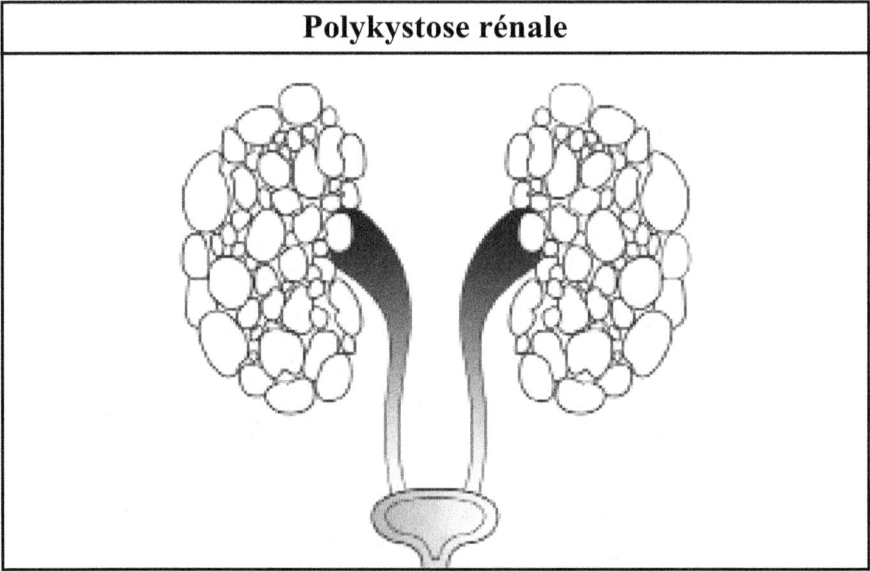

L'incidence de la polykystose rénale autosomique dominante est la même dans toutes les races. Elle touche pareillement hommes et femmes et concerne environ 1/1000 personnes dans le monde. Parmi les insuffisants rénaux chroniques en phase de dialyse ou en attente de transplantation, 5% ont une PKD.

Comment est le rein touché par la PKD?

- Au cours de la polykystose rénale dominante, les 2 reins sont le siège de plusieurs kystes contenant un liquide.

- La taille des kystes est variable allant de la taille d'une tête d'épingle à 10 cm et parfois plus.

- Avec le temps, la taille des kystes augmente, ce qui à la longue comprime le tissu rénal et le détruit.

- De telles lésions provoquent de l'hypertension artérielle, la perte des protéines et la réduction de la fonction rénale entrainant une maladie rénale chronique.

- Après plusieurs années d'évolution, l'insuffisance rénale s'aggrave pour arriver à son stade terminal nécessitant alors la dialyse ou la transplantation rénale.

Les symptômes de PKD

Plusieurs personnes ayant une PKD vivent plusieurs dizaines d'années sans développer de symptômes. Les symptômes apparaissent généralement vers l'âge de 30 à 40 ans. Les symptômes de la PKD les plus fréquents sont:

- Hypertension artérielle.

- Douleur du dos, douleur d'un ou des 2 flancs ou gonflement de l'abdomen.

- Sensation d'une masse dans le ventre.

- Sang ou protéines dans les urines.

- Infections récurrentes du tractus urinaire et calculs rénaux.

- Les symptômes de la MRC dus à la perte progressive de la fonction rénale.

La PKD est la plus fréquente des maladies rénales héréditaires et constitue la 4ème cause de MRC.

- Les symptômes dus aux kystes des autres organes du corps comme le cerveau, le foie et les intestins.

- Les complications qui peuvent survenir chez les patients atteints de PKD sont: anévrismes cérébraux, hernie de la paroi abdominale, infection des kystes hépatiques, diverticulose colique (genre de poches en doigt de gant dans la paroi colique), anomalies des valves cardiaques.

Environ 10% des patients atteints de PKD développent des anévrismes cérébraux. L'anévrisme est une zone de faiblesse dans la paroi d'un vaisseau qui gonfle. L'anévrisme cérébral peut donner des céphalées et risque de se rompre entrainant un coma et même le décès du patient.

Est-ce que toute personne porteuse d'une PKD développe nécessairement une insuffisance rénale ?

Non. L'insuffisance rénale n'apparait pas chez tous les patients porteurs d'une PKD. Environ 50% des PKD développeront une IRC vers l'âge de 60 ans et 60% l'auront vers l'âge de 70 ans. Le risque de MRC est plus élevé chez les hommes, si l'hypertension survient à un âge jeune, s'il y a une protéinurie ou une hématurie et en cas d'augmentation de la taille des reins.

Diagnostic de la PKD

Les explorations à visée diagnostique pour la PKD sont:

- **Echographie rénale :** c'est un examen fréquemment utilisé pour poser le diagnostic parce qu'il est fiable, simple, sûr, non douloureux et accessible.

- **Scanner (TDM) et IRM:** ces radiographies sont plus précises mais plus chères. Ils permettent la détection de petits kystes qui ne sont pas visibles à l'échographie.

> **Des douleurs abdominales ou du flanc et la présence de sang dans les urines vers l'âge de 40 ans sont les principaux signes de la PKD.**

- **Dépistage familial:** la PKD est une maladie héréditaire où chaque enfant a une chance sur deux de développer la maladie. Le dépistage est donc important dans la famille des patients atteints de PKD et aide à poser le diagnostic précocement.

- **Tests évaluant le retentissement de la PKD sur les reins:** on effectue des tests urinaires à la recherche de sang et de protéines. La créatinine dans le sang sert à surveiller la fonction des reins.

- **Diagnostic fortuit:** la PKD peut être détectée lors d'un bilan systématique ou par une échographie réalisée pour une autre occasion.

- **Analyse génétique:** c'est un examen très spécialisé qui vise à dépister les membres de la famille porteurs de l'anomalie génétique sous-jacente. Ce test peut être réalisé si l'imagerie n'est pas contributive. Ce test n'est pas disponible partout et coûte excessivement cher. C'est pour cela qu'il est rarement proposé pour le diagnostic.

Quels sont les membres de la famille qui devraient être dépistés pour la PKD?

Les frères, les sœurs et les enfants des patients ayant une PKD doivent être dépistés. De même, on doit réaliser le dépistage chez les oncles et les tantes du préposé.

Est-ce que tous les enfants d'un patient(e) porteur(se) d'une PKD porteront le risque d'avoir la même maladie?

Non. La PKD est une maladie qu'on hérite du père ou de la mère atteint(e) de PKD, les enfants ont donc 50% de probabilité de développer la maladie.

La PKD est une maladie héréditaire, il est donc nécessaire de proposer un dépistage chez les sujets adultes de la famille du patient.

Prévention de la PKD

Actuellement, nous ne disposons d'aucun traitement pour prévenir la formation ou retarder la croissance des kystes.

Le dépistage et le diagnostic précoce ont des avantages. Le diagnostic précoce permet de prendre en charge la PKD dans de meilleures conditions. Le diagnostic précoce et le traitement de l'hypertension artérielle permettent de ralentir le développement de l'insuffisance rénale. Le changement de mode de vie et les règles diététiques permettent de protéger les reins et le cœur. Le seul inconvénient du dépistage c'est que la personne peut devenir anxieuse alors qu'elle est parfaitement asymptomatique et ne nécessite aucun traitement.

Pourquoi n'est-il pas possible de réduire l'incidence de la PKD?

La PKD est souvent diagnostiquée vers l'âge de 40 ans ou plus. La plupart des gens ont déjà eu des enfants à cet âge et il est donc impossible de prévenir la transmission de la maladie à la génération suivante.

Traitement de la PKD

La PKD est une maladie incurable mais nécessite un traitement. Pourquoi?

La PKD est une maladie incurable mais nécessite un traitement pour:

> **L'objectif du traitement est de ralentir la progression de la MRC en soignant les infections urinaires, les calculs rénaux et les douleurs abdominales.**

- Protéger les reins et ralentir la progression de la MRC vers son stade terminal et ainsi améliorer la survie.

- Contrôler les symptômes et prévenir les complications.

Mesures importantes dans le traitement de la PKD:

- Le patient est asymptomatique pendant plusieurs années après le diagnostic et ne nécessite aucun traitement. De tels patients ont besoin d'un check-up régulier.

- Le contrôle strict de l'hypertension artérielle va ralentir la progression de la MRC.

- Le contrôle de la douleur par des médicaments en évitant ceux qui sont néphrotoxiques (aspirine, AINS). Les douleurs chroniques et récurrentes au cours de la PKD sont liées à l'expansion des kystes.

- Traitement rapide et adéquat des infections du tractus urinaire et avec des antibiotiques adaptés.

- Traitement précoce des calculs rénaux.

- Boire beaucoup d'eau aide la personne à ne pas développer des œdèmes, à ne pas faire d'infections urinaires et à ne pas développer des calculs rénaux.

- Le traitement méticuleux de la MRC comme cela a été détaillé dans les chapitres 10 et 14.

- Chez quelques rares patients, on peut faire des drainages chirurgicaux ou radioguidés si la douleur est importante, en cas de saignement intra-kystique, d'infection ou d'obstruction.

Une personne atteinte de PKD et asymptomatique ne nécessite aucun traitement et pendant de longues années.

Quand est-ce que le patient atteint de PKD doit contacter le médecin?

Le patient ayant une PKD doit immédiatement contacter le médecin s'il développe l'un des signes suivants:

- Fièvre, douleur abdominale aiguë ou présence de sang dans les urines.

- Céphalées sévères ou récurrentes.

- Blessure accidentelle des reins déjà gros.

- Douleur thoracique, perte de l'appétit, vomissements, faiblesse musculaire, confusion, somnolence, inconscience ou convulsions.

Avoir un seul rein est une source d'inquiétude. Mais avec quelques précautions et un style de vie sain, une personne peut vivre normalement avec un rein unique.

Quels sont les problèmes rencontrés dans la vie de tous les jours par une personne ayant un rein unique et pourquoi?

La plupart des personnes naissent avec 2 reins, mais grâce à ses capacités d'adaptation, un seul rein est capable de réaliser les fonctions de 2 reins. Donc, une personne ayant un seul rein n'a aucun problème au quotidien, aussi bien dans les activités de tous les jours, l'activité sexuelle ou même des travaux ardus.

Un seul rein est suffisant pour mener une vie normale et active sans soucis. Souvent ces cas naissent avec un seul rein et le diagnostic est fait fortuitement lors d'une échographie pour une autre raison.

Dans de rares cas et au-delà d'un certain âge, on peut avoir une hypertension et une protéinurie. La baisse de la fonction rénale est plutôt rare voire exceptionnelle.

Quelles sont les causes de rein unique?

Les trois circonstances au cours desquelles une personne a un rein unique sont:

1. Une personne qui nait avec un rein unique.

2. Un des 2 reins est enlevé chirurgicalement. Les principales maladies qui nécessitent l'ablation d'un rein sont les calculs

---

**Une personne avec rein unique mène
une vie active normale.**

---

rénaux, le cancer, une obstruction, une collection purulente dans le rein ou un traumatisme sévère.

3. La personne a fait don d'un rein pour transplantation.

Quelles sont les possibilités d'avoir un rein unique à la naissance?

Plusieurs personnes naissent avec un rein unique. La probabilité d'avoir un rein unique est de 1/750 personnes. Le rein unique est plus fréquent chez les hommes et souvent c'est le rein gauche qui manque.

Pourquoi y a-t-il des précautions à prendre en cas de rein unique?

Les personnes vivant avec un rein unique n'ont aucun problème. Mais on peut les comparer à un véhicule à 2 roues sans roue de secours.

En l'absence du second rein, s'il y a une lésion soudaine et sévère de l'unique rein, on aura une insuffisance rénale aiguë et toutes les fonctions du rein s'altèreront rapidement.

Cette insuffisance rénale peut avoir beaucoup de conséquences et nécessite une prise en charge rapide. Au cours d'un laps de temps très court, la sévérité du tableau s'accentue engageant ainsi le pronostic vital. De tels patients ont besoin de dialyse en urgence. Pour éviter les atteintes rénales et leurs complications, certaines précautions sont à prendre chez les personnes vivant avec un rein unique.

Quelles sont les circonstances où il y a risque de lésion du rein unique ?

Les circonstances potentielles de lésions rénales soudaines et sévères sont :

**Plusieurs personnes naissent
avec un rein unique.**

---

1. Blocage brutal de l'écoulement de l'urine par un calcul ou par un caillot de sang au niveau de l'uretère. Ce blocage empêche l'urine de s'écouler à partir du rein.

2. Durant une opération chirurgicale de l'abdomen, on peut ligaturer accidentellement l'uretère solitaire et l'urine ne peut plus s'écouler jusqu'à la vessie pour être évacuée.

3. Traumatisme du rein solitaire. Ce risque est important dans les sports de contact (boxe, hockey, football, arts martiaux et lutte). Le rein unique se développe en volume et en poids pour assurer les fonctions normales pour l'organisme. C'est cette augmentation du volume qui l'expose et le rend vulnérable.

Quelles sont les précautions à prendre pour protéger le rein unique?

Les personnes vivant avec un rein unique n'ont besoin d'aucun traitement. Mais il y a des précautions à prendre pour protéger ce rein unique et qui sont:

- Boire beaucoup d'eau (environ 3 litres par jour).

- Eviter les traumatismes du rein en évitant les sports de contact comme la boxe, le hockey, le football, les arts martiaux et la lutte.

- Prévention et traitement précoce et approprié des infections urinaires.

- Avant d'instaurer un nouveau traitement ou avant d'opérer, le médecin doit être informé que le patient a un rein unique.

- Contrôler la tension artérielle, faire de l'exercice régulièrement et avoir une alimentation saine. Eviter les analgésiques, les régimes riches en protéines, le sel si le médecin le décide.

Les personnes à rein unique ne doivent pas s'inquiéter mais doivent prendre certaines précautions et faire des checkups régulièrement.

- Check-up réguliers. Le conseil le plus important à donner à une personne vivant avec un rein unique c'est d'avoir des checkups réguliers. Il faut surveiller la fonction rénale en prenant la tension artérielle et en examinant les urines et le sang. une fois par an. Ce suivi régulier permettra de détecter précocement le moindre petit signe d'atteinte rénale. Le diagnostic précoce des problèmes rénaux permet de les prendre en charge correctement et à temps.

Quand est-ce qu'un patient avec rein unique doit-il contacter le médecin ?

Le patient ayant un rein unique doit immédiatement contacter son médecin dans les situations suivantes:

- Arrêt total et brutal des urines.
- Traumatisme accidentel du rein unique augmenté de volume.
- Nécessité de prendre des médicaments contre la douleur ou de réaliser une radiographie.
- Fièvre, brûlures urinaires ou urine rouge.

Un arrêt brutal et total des urines est souvent secondaire à un calcul rénal obstructif.

Les reins, les uretères, la vessie et l'urètre forment le système urinaire. Une infection du tractus urinaire (ITU) est une infection bactérienne qui affecte l'un des segments de du tractus urinaire. C'est la 2eme localisation infectieuse la plus fréquente de l'organisme.

Quels sont les symptômes de l'infection du tractus urinaire?

Les symptômes de l'infection du tractus urinaire varient selon la localisation et l'ancienneté de l'infection.

Les symptômes les plus fréquents de l'ITU sont :

- Douleur ou brûlures au moment des mictions.
- Mictions fréquentes avec persistance de l'envie d'uriner.
- Fièvre et malaise.
- Urines malodorantes et mousseuses.

Les symptômes dus à l'Infection de la vessie (Cystite)

- Bas de l'abdomen douloureux.
- Mictions fréquentes, douloureuses et de petite quantité.
- Souvent une légère fièvre mais sans douleur des flancs.
- Présence de sang dans les urines.

Les symptômes dus à l'Infection du haut appareil urinaire (Pyélonéphrite)

- Douleur du dos et des flancs.
- Fièvre élevée avec frissons.

Les brûlures mictionnelles et les mictions fréquentes sont les signes les plus fréquents de l'infection urinaire.

- Nausées, vomissements, faiblesse, fatigue et altération de l'état général.

- Confusion ou troubles de comportement chez les personnes âgées.

C'est la forme la plus grave des ITU, non traitée elle peut engager le pronostic vital.

Quelles sont les causes les plus fréquentes des infections urinaires à répétition?

Les causes les plus importantes des infections urinaires récurrentes sont:

1. Obstruction du tractus urinaire: plusieurs causes peuvent conduire à une obstruction du tractus urinaire favorisant ainsi des infections urinaires à répétition.

2. le sexe féminin: les femmes ont un urètre court et sont donc plus susceptibles de faire des infections urinaires que les hommes.

3. Rapports sexuels: les femmes ayant une activité sexuelle font plus d'infections urinaires que celles qui n'en ont pas.

4. Calculs rénaux: Les calculs au niveau des reins, des uretères ou de la vessie peuvent bloquer l'écoulement des urines et augmenter ainsi le risque d'ITU.

5. Sondage urinaire: les personnes ayant des sondes intra-vésicales font plus d'infections urinaires que les autres.

6. Anomalies congénitales du tractus urinaire : les enfants nés avec des anomalies congénitales du tractus urinaire comme le reflux vésico-urétéral (situation durant laquelle l'urine reflue

---

L'obstruction du tractus urinaire est une cause fréquente d'infections urinaires à répétition.

---

de la vessie vers les uretères) et la valve de l'urètre postérieur font plus d'infections urinaires récurrentes que les autres.

7. L'hypertrophie bénigne de la prostate: les hommes de plus de 60 ans sont sujets à des infections urinaires à cause de l'augmentation du volume de la prostate (hypertrophie bénigne de la prostate : HBP).

8. Etats d'immunosuppression: Les patients ayant un diabète, une infection à HIV ou un cancer sont plus exposés aux ITU.

9. Autres causes: le rétrécissement des uretères ou de l'urètre, la tuberculose du tractus uro-génital, la vessie neurogène ou les diverticules vésicaux.

Est-ce que les infections récurrentes du tractus urinaire peuvent endommager les reins?

Les infections récurrentes du tractus urinaire n'entrainent généralement pas de lésion des reins chez les adultes.

Par contre, chez les patients ayant des facteurs prédisposant comme les calculs rénaux, un blocage ou un rétrécissement empêchant l'écoulement normal des urines, les ITU récurrentes peuvent endommager les reins.

Cependant, chez les jeunes enfants, le retard du traitement ou un traitement inapproprié des ITU peuvent entrainer des lésions irréversibles sur les reins en croissance. Ces lésions peuvent conduire à une altération de la fonction des reins et à de l'hypertension à l'âge adulte. Ainsi, les ITU récurrentes sont plus sérieuses chez les enfants par rapport aux adultes.

Diagnostic des infections urinaires

Pour établir le diagnostic d'une infection urinaire et en évaluer la

---

L'ITU, en l'absence de blocage à l'écoulement des urines, n'entraine aucune lésion rénale chez l'adulte.

---

sévérité, on réalise quelques examens. Chez une personne ayant une ITU compliquée, la recherche de facteurs prédisposant impose des investigations complémentaires.

Les investigations usuelles en cas d'infection urinaire

1. Tests Urinaires

Pour rechercher une infection urinaire, on réalise un examen cytobactériologique des urines (ECBU). Les urines du matin sont préférables. A l'examen au microscope des urines, on cherche les globules blancs dont la présence est très suggestive d'ITU. Leur présence signifie qu'il y a inflammation du tractus urinaire mais leur absence n'élimine pas le diagnostic.

L'examen des urines aux bandelettes urinaires peut détecter des leucocytes et des nitrites et reste utile comme examen de dépistage au cabinet ou à la maison. La présence de leucocytes et/ou nitrites aux bandelettes suggère une infection et de tels patients ont besoin de plus d'explorations. L'intensité de la couleur change proportionnellement au nombre de bactéries dans les urines. Les bandelettes urinaires de dépistage des infections ne sont pas disponibles partout en Inde.

2. La Culture des urines et le test de sensibilité aux antibiotiques

L'examen de référence pour le diagnostic d'une infection urinaire est la culture des urines (gold standard). Ce test doit être fait avant l'administration des antibiotiques. Il est recommandé en cas d'ITU compliquée ou résistante et dans certains cas pour la confirmation du diagnostic clinique de l'ITU.

La culture des urines nécessite 48 à 72 heures. Ce délai relativement

> **La culture des urines et le test de sensibilité de la bactérie en cause aux antibiotiques est un moyen diagnostic disponible de l'ITU.**

long entre le prélèvement et les résultats constitue un inconvénient majeur.

Sur la base de la nature et la croissance des bactéries dans les urines, la présence et la sévérité de l'ITU et la bactérie responsable sont déterminées.

Après identification de la bactérie responsable, on détermine sa sensibilité aux antibiotiques pour mieux soigner le patient en utilisant ceux qui sont efficaces sur la bactérie.

Pour éviter la contamination des prélèvements urinaires, on demande au patient de bien faire sa toilette génitale et de recueillir les urines du milieu du jet et dans un pot stérile pour la culture. D'autres méthodes de prélèvements sont possibles comme la ponction sus-pubienne, prélèvement des urines de la sonde urinaire ou par la pose d'une poche de recueil surtout en pédiatrie.

3. Les tests sanguins

Les explorations sanguines réalisées au cours des infections urinaires sont le taux d'hémoglobine, le taux des globules blancs, l'urée, la créatinine, la glycémie et la C- protéine réactive.

Les investigations pour diagnostiquer les facteurs prédisposant

Si l'infection ne répond pas au traitement ou en cas de récurrence, la recherche de facteurs prédisposant impose d'autres explorations comme:

1. Echographie abdominale et radiographie de l'abdomen sans préparation.

2. Scanner ou IRM de l'abdomen.

3. Urétrocystographie rétrograde mictionnelle (UCRM).

Pour un traitement réussi de l'ITU, il est important d'identifier et de traiter les facteurs prédisposants.

---

4. Urographie intraveineuse (IUV).

5. Examen microscopique à la recherche d'une tuberculose urinaire.

6. Cystoscopie: c'est une procédure durant laquelle l'urologue regarde à l'intérieur de la vessie grâce à un instrument spécial appelé cystoscope.

7. Examen gynécologique par un gynécologue.

8. Explorations urodynamiques.

9. Hémocultures.

Prévention des infections du tractus urinaire

1. Boire beaucoup d'eau (3 à 4 litres par jour). Ceci permet de diluer l'urine et permet de nettoyer la vessie et le tractus urinaire des bactéries.

2. Uriner toutes les 2 à 3 heures. Il ne faut pas se retenir d'aller aux toilettes. Garder les urines longtemps dans la vessie favorise la prolifération des bactéries.

3. Consommer des aliments riches en vitamine C, acide ascorbique et jus de canneberge pour rendre les urines acides et réduire ainsi la prolifération bactérienne.

4. Lutter contre la constipation.

5. Les femmes et les filles doivent s'essuyer d'avant en arrière et non le contraire (de derrière vers l'avant) après chaque passage aux toilettes. Cette habitude empêche les bactéries de la région anale de contaminer le vagin et l'urètre.

6. Nettoyer les parties génitale et anale avant et après les rapports

---

**Il est essentiel de boire beaucoup
d'eau afin de prévenir et traiter les ITU.**

---

sexuels. Uriner avant et après et boire un verre plein d'eau tout juste après le rapport.

7. Les femmes doivent porter des sous-vêtements en coton seulement et qui permettent la circulation de l'air. Eviter les pantalons hermétiques et les sous-vêtements en nylon.

8. Les infections urinaires post-coïtales récurrentes chez les femmes peuvent être prévenues et efficacement en prenant une dose unique d'antibiotique après le rapport sexuel.

Traitement des infections urinaires

Mesures générales

Boire beaucoup d'eau et si la personne est très malade, déshydratée ou incapable de boire la quantité d'eau requise parce qu'elle vomit, il est nécessaire de l'hospitaliser et de la perfuser.

Prendre les médicaments contre la fièvre et la douleur. Utiliser les bouillotes pour réduire la douleur. Eviter le café, l'alcool, la cigarette, les repas épicés et tout ce qui peut irriter la vessie. Suivre toutes les mesures préventives des infections urinaires.

Traitement des infections urinaires basses (cystite, infection bénigne)

Chez la femme jeune, des cures courtes d'antibiotiques de 3 jours sont souvent suffisantes. Certains médecins préfèrent des cures de 7 jours. De temps à autre, une dose unique d'antibiotiques est utilisée. Chez l'homme adulte, le traitement nécessite 7 à 14 jours d'antibiotiques. Les antibiotiques les plus utilisés sont le triméthoprime, les céphalosporines, le nitrofurantoïne ou les fluoroquinolones.

Le traitement des infections rénales sévères (pyélonéphrite) nécessite une hospitalisation et des antibiotiques par voie intraveineuse.

Traitement des infections urinaires sévères (Pyélonéphrite)

Pour les patients ayant une infection rénale aigue modérée à sévère, ceux ayant des symptômes sévères et un mauvais état général, l'hospitalisation est nécessaire. Les urocultures et les hémocultures seront réalisées avant l'antibiothérapie afin d'identifier la ou les bactéries en cause et proposer la meilleure combinaison thérapeutique. Les patients seront traités pardes antibiotiques intraveineux pendant plusieurs jours, puis par des antibiotiques oraux pendant 10 à 14 jours. Si la réponse aux antibiotiques par voie IV est défavorable (symptômes persistants avec fièvre, altération de la fonction rénale), une exploration par imagerie est indiquée. Le suivi par des tests urinaires pour évaluer la réponse thérapeutique est indispensable.

Traitement des infections urinaires récurrentes

Chez les patients ayant des ITU à répétition, il est nécessaire d'identifier la cause sous-jacente. Le traitement se fera alors en fonction de la cause. Il peut être médical ou chirurgical. Ces patients doivent être suivis. Les mesures préventives des ITU doivent être respectées. Souvent, une antibiothérapie au long cours est prescrite.

Quand est-ce qu'un patient présentant une ITU doit-il contacter le médecin?

Les patients ayant une ITU doivent contacter le médecin dans les situations suivantes:

- Le volume des urines diminue ou en cas d'absence d'urines.
- Persistance d'une fièvre élevée, frissons, douleurs du dos, urines troubles ou présence de sang dans les urines.

Une fièvre persistante, frissons, douleurs lombaires, brûlures mictionnelles, urines troubles nécessitent un traitement en urgence.

- Vomissements sévères, faiblesse ou chute de la pression artérielle.

- Toute ITU chez l'enfant.

- Tous les patients ayant un rein unique avec antécédent de calcul rénal.

- Absence de réponse après 2 à 3 jours de traitement antibiotique.

Chapitre 19

Calculs rénaux ou lithiases urinaires

Les calculs rénaux ou lithiase urinaire est une maladie urologique très fréquente. Les calculs rénaux donnent une douleur insupportable. Mais parfois, les calculs peuvent être asymptomatiques. Les calculs rénaux favorisent les infections urinaires et peuvent léser les reins chez certains patients s'ils ne sont pas traités à temps. Une fois formés, ils récidivent le plus souvent. C'est ainsi qu'il est nécessaire d'en comprendre la prévention et le traitement.

Qu'appelle-t-on calculs rénaux?

Un calcul ou une lithiase rénale est une pierre cristallisée dure qui se forme dans les voies urinaires. L'augmentation de la concentration de cristaux ou d'oxalate de calcium, d'urate ou de phosphate dans les urines est responsable de la formation de ces calculs. De millions de cristaux microscopiques se soudent ou s'agrègent dans les urines et augmentent progressivement de volume jusqu'à former un gros caillou.

Normalement, les urines contiennent des substances qui peuvent prévenir la formation de ces cailloux et qui inhibent l'agrégation des cristaux. La baisse de ces substances dans les urines favorise la formation des cristaux. La lithiase urinaire est le terme médical consacré pour désigner les calculs rénaux. Il est important de signaler que calculs rénaux et calculs biliaires sont différents.

Quelles sont la taille, la forme et la localisation des calculs rénaux?

La forme et la taille des calculs rénaux est variable. Ils peuvent

> **Les calculs rénaux sont responsables d'une douleur abdominale insupportable.**

être plus petits qu'un grain de sable ou aussi gros qu'une balle de tennis. La forme d'un calcul peut être tout à fait ronde ou ovalaire à surface lisse, de tels calculs ne causent pas beaucoup de douleurs et ont de fortes chances de s'éliminer spontanément. D'autres sont irréguliers à surface rugueuse et déchiquetée. De tels calculs sont très douloureux et moins enclin à s'éliminer spontanément.

Les calculs peuvent se former dans n'importe quel segment de l'appareil urinaire mais souvent, ils se forment dans le rein et descendent par l'uretère.

Quels sont les différents types de calculs rénaux ?

Il existe 4 types de calculs rénaux:

1. **Calculs à base de calcium:** ce sont les plus fréquents et constituent environ 70 à 80% des calculs rénaux. Ils sont faits d'oxalate de calcium le plus souvent ou moins fréquemment de phosphate de calcium. Les calculs à base de calcium se forment quand les urines sont acides.

2. **Calculs de struvite:** Struvite ou phosphate ammoniaco-Magnésien. Les calculs de struvite sont moins fréquents (environ 10 à 15%) et sont dus aux infections urinaires. Ils sont plus fréquents chez la femme et se développent uniquement dans des urines alcalines.

3. **Calculs d'acide urique:** ces calculs ne sont pas fréquents (environ 5 à 10%) et se développent dans des urines anormalement riches en acide urique avec une acidité persistante. Les calculs d'acide urique surviennent plus volontiers chez les sujets souffrant de goutte, sous régime riche en protéines ou sous chimiothérapie. Les calculs d'acide urique

> **Les calculs rénaux se localisent souvent au niveau des reins et des uretères.**

sont radiotransparents donc non visibles sur les radiographies aux rayons X de l'abdomen.

4. Calculs de cystine: Ce sont les moins fréquents et surviennent en cas de cystinurie,   maladie héréditaire caractérisée l'excrétion d'une quantité excessive de cystine dans les urines.

Qu'appelle-t-on un calcul coralliforme?

Un calcul coralliforme est un gros calcul qui prend l'aspect des branches de corail ou des cornes de cerfs. C'est un calcul de struvite qui occupe une grande partie du rein. Ces calculs ne provoquent pas de douleurs ou rarement. Le diagnostic est souvent méconnu jusqu'à l'altération de la fonction rénale.

Quels sont les facteurs qui contribuent à la formation des calculs rénaux?

Tout un chacun est susceptible de développer des calculs rénaux. Il existe plusieurs facteurs qui favorisent leur formation et qui sont:

- Boissons peu abondantes, surtout l'eau et par conséquent la déshydratation.
- Histoire familiale de calculs rénaux.
- Alimentation riche en protéines animales, sel et oxalate et pauvre en fibres, en agrumes et en potassium.
- 75 % des calculs rénaux et 95 % des calculs vésicaux surviennent chez les hommes. Les hommes obèses entre 20 et 70 ans sont les plus vulnérables.
- Les personnes alitées ou immobiles pour une longue durée.
- Les personnes vivant dans une atmosphère chaude et humide.

Boire insuffisamment d'eau ou une histoire familiale de calculs rénaux sont les facteurs de risque les plus importants de leur survenue chez un individu.

- Infections urinaires à répétition et obstruction urinaire.
- Maladies métaboliques: hyperparathyroïdie, cystinurie, goutte etc.
- Utilisation de certains médicaments: diurétiques et antiacides.

Quels sont les symptômes des calculs rénaux?

Les symptômes des calculs rénaux varient selon la taille, la forme et la localisation dans le tractus urinaire. Les symptômes les plus fréquents sont:

- Douleur abdominale, communément appelée colique néphrétique.
- Pas de symptômes. Découverte fortuite de calculs rénaux durant un examen de routine pour une autre affection. Ces calculs sont appelés: calculs silencieux.
- Fréquence accrue des mictions avec sensation d'envie de pisser persistante.
- Nausées ou vomissements.
- Présence de sang dans les urines (hématurie).
- Douleur et/ou brûlures au moment de la miction.
- Si le calcul vésical se coince à l'entrée de l'urètre, l'écoulement des urines s'arrête brusquement en cours de miction.
- Passage des calculs dans les urines.
- Dans de rares cas, les calculs rénaux peuvent entrainer des complications comme des infections urinaires à répétition ou une obstruction urinaire, pouvant être à l'origine de lésions rénales temporaires ou définitives.

Douleurs abdominales et présence de sang dans les urines sont étroitement liées à la présence de calculs rénaux.

Caractéristiques de la douleur abdominale des calculs rénaux (colique néphrétique)

- La localisation et la sévérité de la douleur varie d'une personne à l'autre selon la taille, le type et la position du calcul dans le tractus urinaire. On rappelle que la taille du calcul n'est pas corrélée à l'intensité de la douleur. Les petits calculs rugueux sont souvent plus douloureux que les gros calculs lisses.

- La douleur peut aller d'une vague sensation de douleur au niveau du flanc jusqu'à la douleur aiguë insupportable et sévère. La douleur est aggravée par le changement de position et les secousses des véhicules. La douleur peut durer de quelques minutes à quelques heures. La variation de l'intensité de la douleur est une caractéristique de la douleur des calculs rénaux.

- La douleur abdominale apparait au niveau de la région lombaire du côté où se trouve le calcul. C'est une douleur qui irradie classiquement à l'aine (organes génitaux) et s'accompagne de nausées et de vomissements.

- Les calculs de la vessie peuvent entrainer des douleurs du bas ventre et des douleurs au cours de la miction, qui est souvent ressentie au bout du pénis.

- Souvent, les personnes ayant des douleurs pareilles se précipitent pour se faire soigner.

Est-ce que les calculs rénaux peuvent endommager le rein?

Oui. Les calculs rénaux et ceux des uretères peuvent bloquer l'écoulement des urines et les retenir à l'intérieur du tractus urinaire. De telles obstructions entrainent des dilatations des voies

> Se méfier des calculs silencieux qui ne donnent aucune douleur mais qui sont le plus souvent en cause dans les lésions rénales.

urinaires. Chez quelques patients, une dilatation sévère et persistante peut entrainer des lésions rénales à la longue.

Diagnostic des calculs rénaux

Les investigations sont réalisées pour poser le diagnostic de calculs rénaux, détecter les complications et identifier les éventuels facteurs favorisants.

Investigations radiologiques

Echographie: c'est un examen facile, disponible et peu coûteux. L'échographie est souvent utilisée comme moyen diagnostique des calculs rénaux et des obstructions urinaires.

Radiographie de l'arbre urinaire: peut montrer la taille, la forme et la localisation des calculs radio-opaques. Dans ces situations, c'est le moyen le plus utilisé dans la surveillance de la présence et de la taille des calculs avant et après traitement.

TDM abdominale (scanner abdominal): Le scanner du système urinaire donne des résultats très précis sur la taille et l'obstruction. Il constitue la meilleure méthode de diagnostic des calculs rénaux.

Urographie Intraveineuse (UIV): c'est un examen radiologique très fiable mais de moins en moins utilisé pour le diagnostic des calculs rénaux et de l'obstruction. L'utilité majeure de l'UIV est l'information sur la fonction rénale. La structure du rein et la dilatation de l'uretère sont mieux visibles sur ces clichés.

Investigations biologiques

Tests urinaires: pour rechercher une infection et mesurer le pH des urines. Les urines des 24 heures permettent de quantifier le

> Pour poser le diagnostic de calculs rénaux, on utilise souvent la radiographie standard, l'échographie ou le scanner du tractus urinaire (uroscanner).

volume urinaire quotidien, le calcium, le phosphore, l'oxalate, le citrate, le sodium et la créatinine.

Tests sanguins: comprennent des bilans de base comme la numération formule sanguine, la créatinine dans le sang, les électrolytes et le taux de sucre et des tests spéciaux pour rechercher certaines substances susceptibles de favoriser la formation de calculs comme le calcium, le phosphore, l'acide urique et la parathormone.

Analyse des calculs: le calcul peut s'éliminer de lui-même ou après traitement. L'analyse chimique des calculs peut établir leur composition qui aide à prendre les mesures préventives nécessaires pour éviter les récidives.

Prévention des calculs rénaux

En ce qui concerne les calculs rénaux, on dit souvent: « un rein qui forme un calcul en formera toujours ». Les calculs rénaux récidivent dans 50 à 70% des cas. Par ailleurs, en associant traitement et mesures préventives, ce taux peut baisser jusqu'à 10% ou moins. Ainsi, tous les patients ayant eu un calcul rénal doivent suivre ces mesures scrupuleusement.

Mesures générales

Le régime alimentaire est important et peut favoriser ou inhiber la formation de calculs rénaux. Les mesures générales utiles aux patients ayant des calculs rénaux sont:

1. Boire beaucoup d'eau

- C'est la mesure la plus importante et la plus simple pour prévenir la formation des calculs rénaux. Il s'agit de boire de l'eau, beaucoup d'eau : 12 à 14 verres par jour (plus de 3 litres).

Boire suffisamment de liquides est un geste simple mais efficace pour prévenir et traiter les calculs rénaux.

Pour s'assurer qu'on prend de bonnes quantités d'eau, il faut garder une bouteille avec soi.

- Quelle eau boire est un dilemme pour certains patients. Mais il faut se rappeler que pour prévenir les calculs, la quantité d'eau est plus importante que la qualité.

- Pour la prévention des calculs, la quantité d'urine formée par jour est plus importante que la quantité d'eau ingérée. Pour vous assurer que vous buvez assez d'eau, mesurez le volume des urines quotidiennes. Elle doit être supérieure à 2 voire à 2,5 litres par jour.

- La couleur des urines donne de bonnes informations également sur la quantité d'eau bue durant la journée. Si on boit assez d'eau, les urines sont diluées, claires et aqueuses. Des urines diluées signifient de faibles concentrations de sels minéraux et donc peu de possibilités de formation de calculs. Des urines jaunes ou foncées, concentrées suggèrent des boissons insuffisantes.

- Pour prévenir la formation de calculs, il faut s'habituer à boire 2 verres d'eau après chaque repas. Il est important de boire 2 verres d'eau avant d'aller au lit et un verre d'eau chaque fois qu'on se réveille la nuit. L'eau bue la journée et la nuit joue un rôle très important dans la prévention des calculs, quitte à mettre un réveil rien que pour boire de l'eau, la récompense est importante.

- Boire beaucoup de liquides est recommandé chez les personnes actives durant les journées chaudes parce que les pertes par transpiration sont très importantes et il faut les compenser.

Des urines claires presque transparentes témoignent que les boissons sont suffisantes.

- Prendre des jus (noix de coco, ananas, citron, orange, limonades...) participe aux apports hydriques de la personne et à la prévention des calculs.

Quels liquides préférer pour prévenir les calculs rénaux?

Boire des jus comme le jus de coco, jus d'orge, limonades, jus de tomates ou d'ananas aide à prévenir la formation des calculs. Mais il faut se rappeler que l'eau doit constituer au moins 50% des apports.

Quels sont les liquides à éviter par une personne ayant des calculs rénaux?

Eviter les jus de pamplemousse, canneberge et jus de pomme, du thé fort, du café, du chocolat et les boissons gazeuses sucrées et les alcools dont la bière.

2. Restriction en sel

Il faut éviter les repas salés. Il est donc nécessaire d'éviter les cornichons, les collations, les biscuits salés etc... Une quantité excessive de sel dans l'alimentation peut entrainer une excrétion accrue en calcium dans les urines et ainsi favoriser la formation de calculs. Il est donc nécessaire de manger peu salé, moins de 6 grammes par jour de sel ou 100 milliéquivalents pour éviter les calculs rénaux.

3. Diminuer les apports en protéines animales

Il faut éviter d'abuser d'aliments riches en protéines animales comme le mouton, le poulet, le poisson et les œufs. Ces aliments contiennent beaucoup d'acide urique et purines et peuvent favoriser la formation de calculs d'acide urique ou de calcium.

> **Une restriction en sel dans l'alimentation est très importante pour la prévention des calculs calciques.**

4. Régime diététique

Il faut avoir une alimentation équilibrée riches en matières végétales et fruits qui réduisent l'acide et tendent ainsi à réduire l'acidité des urines. Il faut manger des fruits comme la banane, l'orange, les cerises, l'ananas, les bleuets. Il faut manger des légumes comme les poivrons et les carottes. Il ne faut pas oublier les aliments riches en fibres comme les haricots et l'avoine.

5. Autres informations

Il faut réduire les apports en vitamine C à moins de 1000 mg /jour, et éviter de manger des repas riches tard le soir. L'obésité est un facteur de risque indépendant des calculs rénaux. Il faut donc éviter d'être obèse et avoir une alimentation équilibrée.

Mesures Spéciales

1. Pour prévenir les calculs de calcium

- Régime: éviter le calcium par les patients ayant des calculs calciques est un faux concept. Il faut manger suffisamment de calcium et assez d'aliments qui préviennent les calculs. Le calcium alimentaire se lie à l'oxalate et il est excrété. Ainsi, l'absorption intestinale de l'oxalate réduit la formation de calculs. Mais quand les apports calciques sont faibles, de l'oxalate non lié est absorbé au niveau intestinal et cet oxalate non lié favorise la formation de calculs d'oxalate.

- Il faut éviter les suppléments calciques et les régimes pauvres en calcium parce que les deux favorisent les calculs calciques. S'il est nécessaire de prendre des suppléments en calcium, il faut les prendre au cours des repas.

- Médicaments: les diurétiques thiazidiques préviennent les calculs calciques.

Il faut éviter les mets raffinés comme le pain blanc, les pates et le sucre. Les calculs rénaux sont liés à des régimes riches en sucre.

---

2. Pour prévenir les calculs d'oxalate

Les personnes ayant des calculs de calcium et d'oxalate doivent limiter les aliments riches en oxalate comme:

- Légumes: épinards, gombo, betteraves, patates douces et rhubarbe.

- Fruits et fruits secs, fraises, framboises, chiku, amla, crème anglaise, pommes, raisins, les noix de cajou, les arachides, les amandes et les figues sèches.

- Autres aliments: les poivrons verts, la marmelade, le chocolat noir, les gâteaux aux fruits, la confiture, le beurre d'arachide et les aliments à base de soja et de cacao.

- Boissons: jus de raisins, cola noir et thé noir ou fort.

3. Pour prévenir les calculs d'acide urique

- Eviter les boissons alcooliques.

- Eviter les aliments riches en protéines animales tels les repas à base d'abats (cervelle, foie, rognons), certains poissons (anchois, sardines, hareng, truite), le bœuf, le poulet, le porc et les œufs.

- Restriction des légumes, les légumes comme les lentilles et les haricots, les champignons, les épinards, les asperges et le chou-fleur.

- Restriction des aliments gras comme les vinaigrettes, la crème glacée et les frites.

- Médicaments: l'allopurinol inhibe la synthèse de l'acide urique et réduit l'excrétion urinaire en acide urique. Le citrate de potassium sert à garder les urines alcalines, empêchant ainsi l'acidité et donc la formation des calculs d'acide urique.

- Autres mesures: réduire son poids.

Attention, la restriction des apports calciques peut favoriser la formation de calcul.

Traitement des calculs rénaux

Les éléments qui déterminent le traitement des calculs rénaux sont la taille des calculs, leur localisation, , la cause et la présence ou l'absence d'infection urinaire ou d'obstruction. Deux lignes majeures de traitements:

A. Traitement conservateur médical

B. Traitement chirurgical

A. Traitement médical conservateur

La plupart des calculs rénaux sont de petite taille (moins de 5 mm), suffisamment petits pour qu'ils soient éliminés spontanément dans les 3 à 6 semaines après l'apparition des symptômes. L'objectif du traitement conservateur est de soulager les symptômes et de favoriser l'élimination des calculs sans chirurgie.

Traitement immédiat des calculs rénaux

Pour soulager la douleur insupportable, le patient peut avoir besoin d'injection intramusculaire ou intraveineuse d'AINS ou opioïdes. Pour des douleurs moins sévères, des traitements oraux peuvent être efficaces.

Apports en liquides

Chez les patients ayant une douleur sévère, les apports en eau doivent être modérés parce qu'ils peuvent aggraver la douleur. Mais en dehors des crises douloureuses, il faut boire beaucoup d'eau. Boire 2 à 3 litres par jour aide à éliminer les calculs sans chirurgie. Il faut se rappeler que la bière n'est pas un médicament et qu'elle ne doit pas faire partie des boissons recommandées aux patients.

Les boissons abondantes peuvent aider à éliminer beaucoup de petits calculs.

Les patients ayant une colique néphrétique sévère avec nausées, vomissements et fièvre nécessitent des perfusions intraveineuses de sérum salé pour corriger une éventuelle déshydratation. Les patients doivent garder les calculs éliminés pour les analyser. Le moyen le plus simple de les garder c'est d'uriner dans un bocal ou à travers un tamis.

Autres mesures

Il faut maintenir un bon pH urinaire. Des médicaments comme les alpha-bloquants et les bloqueurs des canaux calciques inhibent le spasme des uretères et aident le patient à éliminer le calcul spontanément.

Le traitement des signes associés comme les nausées, les vomissements et l'infection urinaire est important. On en profite pour expliquer et discuter des modalités préventives et du régime spécial à suivre.

B. Traitement chirurgical

Il existe plusieurs méthodes chirurgicales pour soigner les calculs rénaux qu'on ne peut soigner médicalement. Les méthodes les plus utilisées sont la lithotripsie extracorporelle, la néphrolithotripsie percutanée, urétéroscopie et dans de rares cas, la chirurgie à ciel ouvert. Ces techniques ne sont pas compétitives mais plutôt complémentaires. C'est l'urologue qui décide de la meilleure option pour le patient.

Quel type de calcul rénal a besoin d'un traitement chirurgical?

La plupart des patients ayant des petits calculs peuvent être traités médicalement. Ceux qui nécessitent un traitement chirurgical sont:

Les calculs récidivent chez environ 50% des cas. Les recommandations pour la prévention sont énergiquement conseillées.

- Les calculs rénaux responsables de coliques néphrétiques récurrentes récurrentes, intenses et qui ne s'éliminent pas après un certain délai.

- Calcul volumineux pour pouvoir s'éliminer spontanément.

- Calcul qui bloque significativement l'écoulement des urines et qui menace d'endommager le rein.

- Calcul responsable d'infection urinaire à répétition ou de saignement.

Une chirurgie en urgence peut être nécessaire chez un malade ayant une obstruction urinaire ou en insuffisance rénale aigue sur rein unique ou obstruction bilatérale simultanée.

1. La lithotripsie extracorporelle par ondes de choc (LEOC)

C'est une méthode efficace et très largement utilisée dans le traitement des calculs rénaux. Elle est idéale pour des calculs rénaux de moins de 1,5 cm de taille et ceux localisés au dessus de l'uretère.

Durant la lithotripsie, les ondes de choc produits par une machine cassent le calcul en de multiples petits morceaux qui peuvent aisément être éliminés par les voies urinaires. Apres la séance de lithotripsie, on conseille au patient de boire beaucoup de liquides afin d'éliminer les petits fragments du calcul. Quand on craint un blocage après la lithotripsie, on met une sonde dans l'uretère pour pouvoir l'éviter.

La lithotripsie est généralement sûre et sans danger pour le patient. Les complications les plus fréquentes de la lithotripsie sont la présence de sang dans les urines, l'infection urinaire, la persistance

---

La lithotripsie est la méthode non chirurgicale la plus efficace et la plus utilisée pour traiter les calculs rénaux.

---

de calculs nécessitant d'autres séances. Une fragmentation incomplète du calcul peut entrainer à une obstruction, une altération rénale ou une hypertension artérielle.

Les avantages de la lithotripsie sont la sécurité, la non nécessité d'une hospitalisation, l'absence d'anesthésie et de cicatrice. Elle est indiquée dans tous les âges. Elle est moins efficace sur les gros calculs et chez les patients obèses.

On ne pas faire de lithotripsie chez la femme enceinte, en cas d'infection sévère, une hypertension artérielle ou des troubles de la coagulation.

Après la lithotripsie, il faut suivre le patient régulièrement et s'assurer qu'il respecte les mesures préventives pour éviter la récidive des calculs.

2. Néphrolithotomie percutanée (NLPC)

C'est une méthode efficace pour enlever des calculs gros à moyens (plus de 1,5 cm) situés dans les cavités du rein (bassinet) ou dans l'uretère. C'est la plus utilisée surtout après échec de la lithotripsie ou de l'urétéroscopie.

Elle se déroule sous anesthésie générale, l'urologue pratique une petite incision et crée un fin trajet depuis la peau jusqu'au rein sous contrôle radiologique. Ce trajet est utilisé pour introduire l'appareil de néphrolithotomie appelé néphroscope. Il permet à l'urologue de localiser et d'enlever le calcul (néphrolithotomie). Si le calcul est trop gros pour le retirer, on envoie des ondes de choc pour le casser (néphrolithotripsie).

La néphrolithotomie percutanée est une méthode sécurisée. Cependant, elle expose à certaines complications comme n'importe quelle chirurgie. Les complications les plus fréquentes

> **La NLPC est la méthode la plus efficace**
> **pour l'ablation des calculs rénaux de moyenne et grosse taille.**

sont le saignement, l'infection, les lésions d'autres organes intra-abdominaux comme le colon, des fuites urinaires ou un hydrothorax.

Le seul avantage de la néphrolithotomie reste la petite incision d'environ 1 cm. Pour tous les types de calculs, la néphrolithotomie percutanée est indiquée pour enlever les calculs et elle permet de réaliser 2 gestes en un. Le séjour à l'hôpital est court et la guérison rapide.

3. Urétéroscopie (URS)

L'urétéroscopie est une méthode très efficace pour enlever les calculs des parties moyenne et inférieure de l'uretère. Sous anesthésie générale, un tube flexible muni de lumière et d'une caméra (Urétéroscope) est introduit à partir de l'urètre puis la vessie pour arriver à l'uretère.

Le calcul est visualisé par l'urétéroscope et selon la taille du calcul et le diamètre de l'uretère, le calcul est fragmenté et/ou enlevé. Si le calcul urétéral est petit, il est attrapé par l'urétéroscope et enlevé. Si le calcul est assez gros pour ne pas pouvoir être enlevé en un seul morceau, on le casse par la lithotripsie pneumatique. Ces petits fragments passent et s'éliminent avec les urines. Les patients rentrent chez eux le jour même et reprennent leurs activités au bout de 2 à 3 jours.

L'urétéroscopie permet de casser les calculs durs et ne nécessite pas d'incision. On peut l'utiliser chez la femme enceinte, les personnes obèses et les patients ayant des troubles de l'hémostase.

Cette méthode est généralement sûre mais comme avec toutes les procédures, il existe des complications comme le saignement

> **Les calculs de l'uretère moyen et inférieur peuvent être enlevés par un urétéroscope sans chirurgie.**

dans les urines, les infections urinaires, la perforation de l'uretère et la formation de cicatrices urétérales qui peuvent créer des zones de rétrécissement.

4. Chirurgie à ciel ouvert

C'est la méthode la plus invasive et la plus douloureuse pour traiter les calculs rénaux et elle nécessite une hospitalisation de 5 à 7 jours.

La disponibilité des nouvelles méthodes non invasives a réduit et de manière drastique le recours à la chirurgie. Actuellement, la chirurgie à ciel ouvert n'est nécessaire que dans des cas très compliqués avec de gros calculs.

Le bénéfice majeur de la chirurgie est de pouvoir enlever tous les calculs, même les plus gros, les calculs coralliformes en un seul temps. C'est une méthode efficace mais coûteuse surtout pour les pays en voie de développement et ayant des ressources limitées.

Quand est-ce qu'un patient ayant des calculs rénaux doit-il contacter le médecin?

Un patient ayant un calcul rénal doit contacter le médecin en urgence dans les cas suivants:

- Douleur abdominale sévère qui ne cède pas au traitement.
- Nausées ou vomissements sévères qui empêchent de prendre les médicaments et les apports hydriques.
- Fièvre, frissons et brûlures mictionnelles avec douleur abdominale.
- Présence de sang dans les urines.
- Arrêt des urines.

Chapitre 20

Hypertrophie Bénigne de la Prostate (HBP)

La glande prostatique existe uniquement chez les hommes. L'augmentation de la prostate entraine des troubles urinaires chez les hommes âgés, souvent au-delà de 60 ans. Avec l'augmentation de l'espérance de vie, l'incidence de l'hypertrophie bénigne de la prostate est également augmentée.

Qu'appelle-t-on une prostate? Quel est son rôle?

C'est un petit organe de la taille d'une noix qui fait partie de l'appareil reproductif des hommes.

La prostate est située tout juste sous la vessie et en face du rectum. La prostate entoure la partie initiale de l'urètre (le canal qui évacue les urines à partir de la vessie). En d'autres termes, la partie initiale de l'urètre (environ 3 cm) traverse la prostate.

La prostate est une glande reproductive chez l'homme. Elle secrète un liquide qui nourrit et évacue les spermatozoïdes dans l'urètre au moment de l'éjaculation.

Qu'appelle-t-on une hypertrophie bénigne de la prostate (HBP)?

"Hypertrophie bénigne de la prostate" signifie que le problème prostatique n'est pas grave (non causé par un cancer par exemple). Le terme "hypertrophie" signifie augmentation du volume.

L'hypertrophie bénigne de la prostate est une augmentation du volume de la prostate d'origine bénigne non cancéreuse, et qui survient le plus souvent chez les vieux hommes. Comme la prostate augmente de volume, elle comprime l'urètre et bloque

> **L'hypertrophie bénigne de la prostate est une pathologie de l'homme âgé.**

l'écoulement des urines. L'HBP étrangle l'urètre gênant ainsi la miction, qui devient lente, faible et nécessite des contractions de l'abdomen (force) pour se faire.

Symptômes de l'HBP

Les symptômes de l'HBP apparaissent généralement après 50 ans. Plus de la moitié des hommes de la soixantaine et plus de 90% des hommes de plus de 70 - 80 ans ont des symptômes liés à une HBP. La plupart des symptômes apparaissent progressivement sur des années. Les symptômes les plus fréquents sont:

- Mictions fréquentes, surtout la nuit. C'est souvent le premier symptôme.
- Débit urinaire faible ou lent.
- Difficulté ou nécessité de forcer pour démarrer la miction, même si la vessie semble pleine.
- La miction impérieuse est souvent le symptôme le plus gênant.
- Efforts à la miction.
- Interruption du flux urinaire.
- Fuite urinaire ou miction par goutte à goutte surtout vers la fin. Les gouttes d'urines après la miction mouillent les sous-vêtements.
- La vessie ne se vide pas complètement après les mictions.

Complications de l'HBP

L'HBP sévère peut entrainer de sérieux problèmes chez certains patients et sur une courte période en l'absence de traitement. Les complications les plus fréquentes sont:

L'HBP cause une faiblesse du débit urinaire, des mictions plus fréquentes surtout la nuit.

- **Rétention aigue d'urine:** l'HBP non traitée peut entrainer au fil du temps une interruption soudaine, complète et souvent douloureuse du flux urinaire. De tels patients ont besoin d'une sonde qui draine les urines contenues dans la vessie.

- **Rétention chronique d'urine:** le blocage partiel de l'écoulement des urines et pendant une longue période donne une rétention chronique d'urine. Elle est moins douloureuse que la rétention aigue et se caractérise par une augmentation du volume résiduel d'urine. L'urine qui reste au niveau de la vessie après la miction s'appelle urine résiduelle. C'est un signe fréquent de vessie incomplètement vide ou des mictions de faible quantité (miction par regorgement).

- **Les lésions de la vessie et des reins:** la rétention chronique d'urine provoque un étirement de la paroi musculaire de la vessie. A long terme, la vessie devient faible et ne se contracte plus comme il faut. L'augmentation du volume résiduel d'urine entraine une augmentation de la pression de la vessie. Cette hyperpression dans la vessie entraine un reflux des urines vers les uretères puis vers les reins et peut donner une insuffisance rénale.

- **Infection urinaire et calculs vésicaux:** l'incapacité de la vessie de se vider complètement favorise le développement d'infection urinaire et de calculs vésicaux.

- Il ne faut pas oublier que l'HBP n'augmente pas le risque d'avoir un cancer de prostate.

Diagnostic de l'HBP

Quand l'histoire de la maladie et les symptômes suggèrent une

---

Le toucher rectal et l'échographie sont les tests les plus utilisés pour poser le diagnostic d'une HBP.

HBP, les tests suivants sont réalisés afin de confirmer ou d'infirmer le diagnostic d'augmentation du volume de la prostate.

- **Toucher rectal (TR)**

Durant cet examen, on utilise un doigtier ou un gant lubrifié. On introduit doucement le doigt dans le rectum du malade pour apprécier la surface de la prostate à travers la paroi rectale. Cet examen permet au médecin d'apprécier le volume l'aspect de la glande prostatique au toucher.

En cas d'HBP, au toucher rectal, la prostate est augmentée de volume, lisse et de consistance ferme. Si on perçoit une prostate dure et irrégulière, cela suggère un cancer de la prostate ou des calcifications prostatiques.

- **Echographie et le test du volume résiduel post-mictionnel**

L'échographie peut estimer la taille de la prostate et détecter d'autres anomalies comme des signes de malignité, une dilatation des uretères et des abcès rénaux.

L'échographie est utile pour évaluer le volume résiduel post-mictionnel. Un volume de moins de 50 ml indique une évacuation vésicale correcte. Si le volume résiduel est entre 100 à 200 ml ou plus, cela signifie que c'est pathologique et qu'il faut d'autres investigations.

- **Stades de l'hypertrophie bénigne de la prostate**

L'International Prostate Symptom Score (IPSS) et l'AUA (American Urological Association) ont établi une liste de symptômes pour aider à poser le diagnostic de retentissement de l'HBP. Durant l'étape diagnostique, des questions relatives aux

> **Le dosage de PSA est important pour le dépistage du cancer de la prostate.**

symptômes de l'HBP sont posées afin d'évaluer les problèmes urinaires des hommes. En calculant le score final, on a une idée sur la sévérité des problèmes urinaires vécus par les patients.

- **Les tests de laboratoire**

Les tests de laboratoire n'aident pas au diagnostic de l'HBP mais aident à déterminer les éventuelles complications et à éliminer d'autres pathologies susceptibles d'entrainer les mêmes symptômes. On examine les urines à la recherche d'une infection. Les prélèvements sanguins permettent d'étudier la fonction rénale.

L'Antigène Spécifique de la Prostate (PSA) est un test de dépistage du cancer de la prostate.

- **Autres investigations**

Les différentes investigations utilisées pour confirmer ou infirmer le diagnostic de l'HBP sont l'uro-débimétrie, la cystoscopie, la biopsie de la prostate, la pyélographie intraveineuse, l'urographie intraveineuse et l'urétérocystographie rétrograde.

Est-ce qu'une personne ayant les symptômes d'une HBP peut avoir un cancer de la prostate? Comment fait-on le diagnostic de cancer de la prostate?

Oui. Plusieurs symptômes du cancer de la prostate et de l'HBP sont semblables, donc sur la base de l'examen clinique il n'est pas possible de faire la différence. Mais rappelons que l'HBP ne donne pas de cancer de prostate.

Trois tests majeurs sont réalisés pour établir le diagnostic de cancer de la prostate: le toucher rectal, le dosage dans le sang de l'antigène spécifique de la prostate et la biopsie prostatique.

Plusieurs symptômes de l'HBP et du cancer de la prostate sont similaires. Des investigations approfondies sont nécessaires pour poser le diagnostic exact.

Traitement de l'HBP

Les facteurs déterminant l'option thérapeutique en cas d'HBP sont la sévérité des symptômes et leur retentissement sur la vie quotidienne du patient et la coexistence d'autres pathologies. Les buts du traitement sont de soulager les symptômes, améliorer la qualité de vie, diminuer le volume résiduel post-mictionnel et prévenir les complications de l'HBP. Il existe 3 options thérapeutiques:

A. Attente vigilante et changement de mode de vie (pas de traitement ou expectative)

B. Traitement médical

C. Traitement chirurgical

A. L'attente ou expectative avec changement de mode de vie

"Attendre et observer" sans aucun traitement peut se concevoir chez les personnes peu symptomatiques ou peu ou pas du tout gênés par les symptômes. Mais ceci ne signifie pas attendre les bras croisés, la personne au contraire doit changer son style de vie afin de réduire les symptômes et consulter régulièrement au moins une fois par an pour évaluer l'évolution des symptômes vers l'aggravation ou l'amélioration.

- Modifier ses habitudes de miction et de consommation de liquides.

- Vider régulièrement sa vessie. Ne pas reporter une envie d'uriner. Il faut uriner dès que le besoin se fait sentir.

- Double vidange. Ceci veut dire que la miction se déroule en 2 temps. D'abord la vessie se vide spontanément par simple

---

L'HBP moyennement symptomatique peut être gérée par une surveillance rapprochée et des changements dans le style de vie sans traitement médical.

relaxation des muscles du sphincter, attendre un peu puis essayer de vider encore. Il ne faut pas forcer ou pousser pour vider.

- Eviter de boire l'alcool, la caféine surtout le soir. Les deux peuvent affecter le tonus du muscle de la vessie et stimulent les reins qui produisent plus d'urine conduisant à des mictions nocturnes.

- Eviter de boire beaucoup de liquide (boire moins de 3 litres par jour). Au lieu de boire la quantité de liquide en une fois, il faut étaler la consommation sur toute la journée.

- Diminuer les boissons quelques heures avant d'aller au lit et si on doit sortir.

- IL FAUT EVITER DE PRENDRE les médicaments contre le rhume et la sinusite parce qu'ils contiennent des décongestionnants ou des antihistaminiques. Ces médicaments peuvent aggraver les signes urinaires et entrainer une rétention d'urine.

- Changer le moment de prise de certains médicaments qui augmentent le volume des urines (ex: diurétiques).

- Rester au chaud et faire de l'exercice régulièrement. Le climat frais et le manque d'activité physique peuvent aggraver les symptômes.

- Apprendre et réaliser des exercices de renforcement pelvien pour éviter les fuites urinaires. Ces exercices renforcent les muscles du pelvis et du périnée qui supportent la vessie et aident à fermer le sphincter. Ces exercices consistent à contracter et décontracter les muscles pelviens.

En cas d'HBP modérément symptomatique, on préfère un traitement médical simple. La chirurgie est généralement évitée à ce stade.

- L'éducatièn de la vessie est basée sur le délai et la vidange complète. Il faut essayer d'uriner à intervalles réguliers.

- Traitement de la constipation.

- Réduire le stress. La nervosité et la tension peuvent conduire à des mictions plus fréquentes.

B. Traitement médical

Les médicaments constituent l'option préférée et la plus utilisée pour contrôler une HBP moyennement à modérément symptomatique. Les médicaments réduisent de façon significative les symptômes de l'HBP dans les deux tiers des cas. Il existe 2 classes thérapeutiques indiquées dans l'HBP: les alpha-bloquants et les anti-androgènes (inhibiteurs de la 5-alpha-réductase).

- Alpha-bloquants (tamsulosine, alfuzosine, térazosine et doxazosine sont des médicaments prescrits pour relâcher les muscles de la prostate et autour de la prostate, ceci permet de soulager l'obstruction urinaire et de laisser couler l'urine plus facilement. Les principaux effets secondaires sont les céphalées dues à la lumière, les vertiges et la fatigue.

- Les inhibiteurs de la 5-alpha-réductase (finastéride et dutastéride) sont des médicaments qui réduisent la taille de la prostate. Ils augmentent le débit urinaire et réduisent les symptômes. Leur action n'est pas aussi rapide que celle des alpha-bloquants. Une amélioration ne peut être constatée avant 6 mois de traitement et ils semblent plus efficaces chez les patients ayant une grosse prostate. Les principaux effets

---

Une HBP très symptomatique entrainant une rétention d'urines, des ITU à répétition ou une insuffisance rénale nécessite une intervention chirurgicale.

---

secondaires sont des problèmes d'érection et d'éjaculation, une baisse de la libido et une impuissance.

- Association thérapeutique: on peut donner simultanément un alpha-bloquant et un inhibiteur de la 5-alpha-réductase puisque leurs modes d'action sont différents et additifs. Cette association permet d'avoir de meilleurs résultats qu'en monothérapie. Cette association est recommandée chez les hommes ayant des symptômes sévères, une prostate très hypertrophiée ou une réponse insuffisante aux alpha-bloquants à dose maximale.

C. Traitement chirurgical

Le traitement chirurgical est recommandé chez les personnes qui ont:

- des symptômes modérés à sévères, gênants, non améliorés par le traitement médical.
- Rétention aigue d'urine.
- Infections urinaires récidivantes.
- Saignement récidivant ou persistant dans les urines.
- Insuffisance rénale due à l'HBP.
- Calculs vésicaux associés à l'HBP.
- Augmentation ou présence d'un résidu post-mictionnel important dans la vessie.

Le traitement chirurgical peut être divisé en 2 catégories: traitement chirurgical et traitement micro-invasif. La méthode chirurgicale la plus utilisée et la plus standardisée reste la résection endo-urétrale de la prostate. Actuellement, de nouvelles méthodes

---

**Le traitement chirurgical le plus efficace
et le plus pratiqué est la REUP.**

---

chirurgicales se sont développées concernant les prostates de petit ou moyen volume et dont l'objectif est d'avoir des résultats comparables à la résection endo-urétrale de la prostate mais à moindre frais et avec moins de morbidité.

Traitement chirurgical

Les procédures chirurgicales les plus utilisées sont la résection endo-urétrale de la prostate, l'incision cervico-prostatique et la prostatectomie à ciel ouvert.

1. Résection endo-urétrale de la prostate (REUP)

La REUP reste la méthode thérapeutique gold standard dans le traitement de l'HBP et elle est plus efficace que le traitement médical. Elle soulage l'obstruction urinaire dans 85% à 90% des cas et l'amélioration est de longue durée.

La REUP est une chirurgie micro-invasive, réalisée par un urologue et qui consiste à enlever la partie la glande prostatique qui bloque les mictions. Elle ne nécessite pas d'incision de la peau ni de points de suture. Elle nécessite cependant une hospitalisation.

Avant la chirurgie

- Avant l'intervention, on doit s'assurer de l'état général du patient.

- On demande au patient d'arrêter le tabac car le tabac favorise les infections pulmonaires et les infections des plaies et rallonge ainsi le délai de convalescence.

- Le patient doit arrêter les médicaments anticoagulants (warfarine, aspirine, clopidogrel).

La REUP est réalisée sous rachianesthésie, sans endormir le patient, cependant, elle nécessite un court séjour à l'hôpital.

Durant l'intervention

- La REUP nécessite 60 à 90 minutes. La plupart du temps, elle est réalisée sous rachianesthésie. On administre des antibiotiques pour prévenir les infections.

- Durant la REUP, on introduit un instrument appelé résecteur dans l'urètre du patient par le bout du pénis et on enlève la prostate.

- Le résecteur possède à son extrémité de la lumière et une caméra pour visionner le geste, une anse électrique de résection qui permet de couper des petits morceaux de la prostate et de brûler les vaisseaux sanguins pour arrêter les saignements. On fait passer également un liquide d'irrigation à l'intérieur de la vessie.

- le tissu prostatique ainsi reséqué est envoyé au laboratoire pour une étude histopathologique afin d'exclure un cancer de la prostate.

Après la chirurgie

- Le séjour à l'hôpital est de 2 à 3 jours après la REUP.

- Après l'intervention, on laisse en place une sonde à 3 lumières dans l'urètre et la vessie.

- On irrigue la vessie et on la lave continuellement pendant 12 à 24 heures.

- L'irrigation de la vessie enlève le sang et les caillots qui peuvent se former dans les suites immédiates de l'intervention.

- Dès que les urines deviennent claires et ne contiennent plus ni sang ni caillots, on enlève la sonde.

L'éjaculation rétrograde est une complication fréquente de la REUP entrainant une stérilité (incapacité d'avoir des enfants).

Précautions après la chirurgie

Les mesures suivantes permettent une convalescence rapide:

- Boire beaucoup de liquides afin d'irriguer la vessie.

- Eviter la constipation et les efforts à la selle. Ces efforts peuvent augmenter les saignements. S'il y a constipation, il faut prendre des laxatifs pour quelques jours.

- Ne pas reprendre les médicaments anticoagulants sans avis médical.

- Eviter de porter des objets lourds, éviter toute activité physique intense pendant 4 à 6 semaines.

- Eviter toute activité sexuelle pendant 4 à 6 semaines.

- Eviter l'alcool, la caféine et les repas épicés.

Les complications possibles

- Les complications immédiates les plus fréquentes sont le saignement et l'infection urinaire. Les moins fréquentes sont le syndrome REUP et les problèmes liés à la chirurgie.

- Les complications ultérieures de la REUP sont le rétrécissement de l'urètre, l'éjaculation rétrograde, l'incontinence et l'impuissance.

- L'éjaculation du sperme dans la vessie (éjaculation rétrograde) est une séquelle fréquente au décours de la REUP, elle survient dans environ 70% des cas mais n'affecte pas la vie sexuelle ni le plaisir sexuel du patient mais peut causer une stérilité.

- Les facteurs favorisant les complications sont l'obésité, le tabac, l'alcool, la malnutrition et le diabète.

L'ICP est une alternative en cas de prostate de petit volume ou de patients chez qui la REUP n'est pas adaptée.

Après la sortie de l'hôpital, il faut contacter le médecin en cas de:

- Difficulté ou incapacité d'uriner.
- Douleur sévère qui persiste malgré un traitement antalgique approprié.
- Saignement avec de gros caillots qui bouchent la sonde.
- Signes d'infection notamment fièvre et frissons.

2. Incision cervico-prostatique (ICP)

L'incision cervico-prostatique (ICP) est une alternative thérapeutique pour les hommes ayant une petite hypertrophie de la prostate ou dont l'état général n'est pas assez bon pour une REUP.

L'ICP a la même voie d'abord que la REUP mais au lieu de couper le tissu prostatique, on pratique 2 ou plusieurs incisions longitudinales dans la prostate. Les incisions élargissent le passage de l'urètre, diminuent la pression exercée sur l'urètre et améliorent ainsi le débit urinaire.

Les avantages de l'ICP est un moindre saignement, une hospitalisation et une convalescence plus courtes, moins de complications post-opératoires, moins de risque d'éjaculation rétrograde et d'incontinence urinaire qu'avec la REUP. La principale limite de cette intervention est son efficacité moindre par rapport à la REUP avec persistance de certains symptômes et parfois reprise des symptômes après une période d'amélioration. Elle peut nécessiter plus tard le recours à une REUP. L'ICP n'est pas la meilleure option thérapeutique en cas de grosse prostate.

> **Les bénéfices des TMI: moins de risque, hospitalisation plus courte, plus rentable, et plus sûre à long terme.**

3. Prostatectomie à ciel ouvert

La prostatectomie à ciel ouvert nécessite une incision de la paroi abdominale pour enlever la prostate. Avec le développement de nouvelles méthodes chirurgicales, elle est de moins en moins pratiquée dans le cadre du traitement de l'HBP.

La prostatectomie à ciel ouvert est réservée pour les rares cas ou la prostate est très augmentée de volume ou en cas de comorbidité nécessitant une cure chirurgicale par la même occasion.

Les traitements micro-invasifs (TMI)

Ces méthodes micro-invasives visent à traumatiser le moins possible. Avec les nouvelles technologies et le développement de la recherche, ces traitements visent à être plus simples avec moins de morbidité.

Ces traitements utilisent souvent la chaleur (thermothérapie par micro-ondes), le laser ou l'électro-vaporisation (système TUNA ou Trans-Urethral Needle Ablation) pour enlever le tissu prostatique en excès par nécrose et coagulation.

Les bénéfices de telles techniques sont: un délai d'hospitalisation court, une anesthésie minimale, moins de risques et moins de complications qu'avec la chirurgie standard, une convalescence rapide et courte.

Les inconvénients de ces méthodes sont: une efficacité moindre par rapport à la REUP, la nécessité du recours à la chirurgie au bout de 5 à 10 ans après, nécrose du tissu prostatique donc impossibilité de pratiquer un examen histopathologique dessus pour exclure un cancer de la prostate et il n'y a pas assez de recul

> La sonde à demeure intra-prostatique est une méthode sûre et efficace en cas d'inefficacité des médicaments et contre-indication de la chirurgie.

pour étudier la sécurité et l'efficacité de ces méthodes. Par ailleurs, ces thérapeutiques ne sont pas disponibles dans les pays en voie de développement et coûtent excessivement cher.

Les traitements micro-invasifs (TMI) utilisés dans le traitement de l'HBP sont la thermothérapie, la radiofréquence interstitielle (TUNA), les endoprothèses urétrales et le traitement endoscopique par laser.

Ces méthodes sont:

1. Thermothérapie Transurétrale par micro-ondes (TTUM): durant cet acte, les micro-ondes produisent de la chaleur qui brûle l'excès de tissu prostatique qui bloque l'écoulement de l'urine.

2. Ablation transurétrale de la prostate (ATUP) cette méthode utilise la radiofréquence pour enlever l'excès de prostate qui se coagule et se nécrose.

3. Thermothérapie induite par l'eau (WIT): dans cette technique, de l'eau chaude entraine la coagulation et la nécrose du tissu prostatique en excès.

4. Endoprothèses urétrales: Dans cette technique, une bague interne est placée dans la zone rétrécie de l'urètre prostatique. Il maintient le canal ouvert et permet la miction facile. Ces bagues ou endoprothèses sont flexibles, auto-expansibles et faits par des fils de titane en forme de petits ressorts ou des bobines.

5. Résection prostatique par Laser: cette technique permet de détruire par la chaleur le tissu prostatique qui obstrue.

Les calculs de l'uretère moyen et inférieur peuvent être enlevés par un urétéroscope sans chirurgie.

Quand un patient atteint d'HBP doit-il contacter le médecin?

Un patient ayant une HBP doit contacter le médecin dans les situations suivantes:

- Incapacité complète d'uriner.

- Douleur ou brûlures au moment de la miction, urines malodorantes, fièvre avec frissons.

- Présence de sang dans les urines.

- Perte du contrôle de la miction mouillant ainsi les sous-vêtements.

Les lésions rénales induites par des médicaments sont fréquentes.

Pourquoi le rein est-il plus vulnérable aux médicaments toxiques par rapport aux autres organes du corps?

Les 2 principales causes des lésions rénales induites par les médicaments sont:

1. L'excrétion des médicaments par les reins: les reins sont les organes les plus impliqués dans l'élimination des médicaments et de leurs métabolites. Durant ce procédé d'élimination, certains médicaments ou leurs métabolites peuvent détruire les reins.

2. Le haut débit sanguin au niveau des reins: chaque minute, 20% du sang total du corps pompés par le cœur (1200ml) passent par les reins pour y être purifiés. Parmi tous les organes du corps, le rein reçoit la plus grande partie du sang par kilo de poids et par organe. C'est à cause de cela que le sang délivre une forte quantité de médicaments aux reins et durant un laps de temps très court. Ceci peut léser les reins.

Principaux médicaments qui altèrent les reins

1. Antalgiques

Pour soulager les douleurs, les maux de tête, les douleurs articulaires et la fièvre, plusieurs médicaments sont disponibles, en vente libre et sans prescription médicale. Ces médicaments sont souvent responsables de lésions rénales.

> **Les antalgiques sont les plus incriminés dans l'induction de lésions rénales.**

Qu'est-ce qu'un Anti-Inflammatoire Non Stéroïdien (AINS)? Quels sont les médicaments qui appartiennent à ce groupe?

Les anti-inflammatoires non stéroïdiens sont des médicaments d'utilisation fréquente contre la douleur, la fièvre et l'inflammation. Ces médicaments incluent l'aspirine, le diclofénac, l'indométacine, le kétoprofène, le nimésulide, le naproxène etc…

Est-ce que les AINS endommagent les reins ?

Les AINS sont généralement efficaces s'ils sont pris correctement et sous la supervision d'un médecin. Mais il ne faut pas oublier que les AINS viennent en seconde position après les aminosides dans la liste des médicaments toxiques pour les reins.

Dans quelles situations, les AINS peuvent-ils endommager les reins?

Le risque d'altérations rénales par les AINS est important en cas de:

- AINS pris pendant une longue période à fortes doses et sans avis médical.

- Les associations médicamenteuses fixes : un seul comprimé est composé de plusieurs médicaments et pris pendant une longue période (ex. APC qui contient Aspirine, Phénacétine et Caféine).

- AINS pris par une personne âgée, ou ayant une insuffisance rénale, ou un diabète ou une personne déshydratée.

Quel est l'antalgique sûr pour les patients ayant une insuffisance rénale?

Le paracétamol (acétaminophène) est l'antalgique le plus sûr par rapport aux AINS.

L'automédication en antalgiques peut être dangereuse.

Plusieurs patients cardiaques reçoivent de l'aspirine à petite dose et à vie. Est-ce que cela peut altérer les reins?

Puisque ce sont des petites doses qui sont prescrites pour les patients cardiaques, ce n'est pas dangereux.

Est-ce que les lésions rénales causées par les AINS sont réversibles?

Oui et non.

Oui. Quand les lésions sont aigues et secondaires à une prise d'AINS de courte durée. Ces lésions sont souvent réversibles si on arrête les AINS et si on met un traitement adéquat.

Non. Plusieurs patients âgés ont besoin d'AINS au long cours pour des douleurs articulaires. S'ils prennent de fortes doses continuellement et pendant de longues périodes (années), cela peut entrainer des lésions rénales progressives. Ce type de lésions rénales est irréversible. Les patients âgés ayant besoin d'AINS à fortes doses et pendant longtemps doivent être surveillés par un médecin et la prise des AINS doit être contrôlée.

Comment diagnostiquer précocement les lésions rénales lentes et progressives liées à la prise d'AINS au long cours chez les personnes âgées?

L'apparition d'une protéinurie est le premier signe et l'unique indice des lésions rénales débutantes suite à la prise d'AINS. Quand la fonction rénale s'altère la créatinine augmente dans le sang.

Comment prévenir les lésions rénales liées aux antalgiques?

Il existe des mesures préventives simples pour éviter les lésions rénales aux antalgiques et qui sont:

Le risque de toxicité rénale est plus important chez le diabétique, l'insuffisant rénal, en cas de déshydratation et chez les personnes âgées.

- Eviter l'utilisation des AINS chez les personnes à haut risque.

- Eviter l'utilisation aveugle des antalgiques et des produits en vente illégale.

- Quand les AINS sont nécessaires pour une longue période, la prescription doit se faire sous la supervision d'un médecin.

- Limiter les doses et la durée du traitement par les AINS.

- Eviter les associations de plusieurs antalgiques pendant une longue période.

- Boire beaucoup de liquides tous les jours. Une hydratation adéquate permet de maintenir un bon débit sanguin au niveau rénal et évite les lésions à leur niveau.

2. Aminosides

Les aminoglycosides ou aminosides sont des antibiotiques d'utilisation fréquente en pratique médicale et sont fréquemment en cause dans les lésions rénales. Les lésions rénales surviennent souvent après 7 à 10 jours de traitement par les aminosides. Le diagnostic est souvent méconnu parce que le volume des urines n'est pas modifié.

Le risque de lésions rénales par les aminosides est plus important chez les personnes âgées, en cas de déshydratation, en cas d'existence de lésions rénales, un déficit en potassium ou magnésium, une administration de fortes doses et pendant une longue période, l'association à d'autres médicaments toxiques pour les reins, un sepsis, une maladie hépatique ou une insuffisance cardiaque.

> **Pour les patients à haut risque, l'administration des aminosides se fera prudemment en surveillant la créatinine dans le sang afin de prévenir les lésions rénales.**

Comment prévenir les lésions rénales dues aux aminosides?

Les mesures préventives des lésions rénales liées aux aminosides sont:

- L'utilisation prudente des aminosides chez les personnes à haut risque. Correction des facteurs de risque.

- Administration d'une dose quotidienne plutôt que de diviser les doses et multiplier les prises.

- Utiliser la dose optimale et pendant la durée optimale.

- Modification des doses en cas de lésion rénale préexistante.

- Surveillance de la créatinine dans le sang chaque jour afin de détecter des lésions rénales à un stade précoce.

3. Injections de produits de contraste

Les produits de contraste utilisés en radiologie sont souvent à l'origine d'une insuffisance rénale aiguë chez les patients hospitalisés, et qui est souvent réversible.

Le risque d'atteinte rénale au cours des explorations radiologiques avec les produits de contraste est plus important chez le diabétique, en cas de déshydratation, d'insuffisance cardiaque, de lésion rénale préexistante, d'âge avancé et d'utilisation concomitante de médicaments toxiques pour les reins.

Différentes mesures peuvent prévenir ces lésions liées aux produits de contraste comme: l'utilisation de petites doses de produit de contraste, l'utilisation des produits non-ioniques, le maintien d'un bon état d'hydratation, l'administration de bicarbonate de sodium et d'acétylcystéine.

Il ne faut pas croire que les médicaments naturels n'ont jamais d'effets toxiques sur les reins.

---

4. Autres médicaments

D'autres médicaments d'utilisation courante peuvent altérer les reins comme certains antibiotiques, la chimiothérapie anticancéreuse, les antituberculeux etc.

5. Autres médicaments

- La croyance populaire selon laquelle les médicaments dits naturels ou traditionnels (Aurvedic, plantes chinoises) et les suppléments diététiques sont inoffensifs est fausse.

- Certains médicaments de ces groupes contiennent des métaux lourds et des substances toxiques qui peuvent léser les reins.

- L'utilisation de certains de ces médicaments de ces groupes peut être dangereuse chez les patients ayant une insuffisance rénale.

- Certains médicaments contiennent beaucoup de potassium qui peut être létal en cas d'insuffisance rénale.

Le syndrome néphrotique est une maladie fréquente caractérisée par une perte des protéines dans les urines, un taux de protéines bas dans le sang, un taux de cholestérol élevé dans le sang et des œdèmes. Cette maladie peut survenir à n'importe quel âge mais elle est plus fréquente chez les enfants par rapport aux adultes. Le syndrome néphrotique est caractérisé par sa réponse cyclique aux thérapeutiques, son amélioration sous traitement jusqu'à l'arrêt des traitements avec des périodes de rémission puis une reprise des symptômes notamment les œdèmes. Ce cycle évolutif fait de poussées/rémissions peut durer plusieurs années, de ce fait, cette maladie perturbe aussi bien les enfants que les parents.

Qu'est-ce qu'un syndrome néphrotique?

Les reins sont les filtres de notre organisme. Ils enlèvent tous les déchets produits par notre corps ainsi que l'eau en excès à partir du sang pour les mettre dans les urines. La taille de ces filtres est très petite. Ainsi, si les reins sont normaux, les grosses protéines ne se retrouvent pas dans les urines.

Dans le syndrome néphrotique, tous ces filtres deviennent larges et laissent passer les protéines dans l'urine. Cette perte des protéines entraine la baisse de leur taux dans le sang; c'est cela qui entraine l'apparition des œdèmes. La sévérité de ces œdèmes dépend de la quantité des protéines perdues et de leur taux dans le sang. Cependant, les fonctions rénales restent normales au cours du syndrome néphrotique.

> **La principale cause d'œdèmes récidivants chez l'enfant est le syndrome néphrotique.**

Quelles sont les causes du syndrome néphrotique?

Chez plus de 90% des enfants, la cause du syndrome néphrotique est inconnue (syndrome néphrotique primaire ou idiopathique). Le syndrome néphrotique est généralement dû à l'une des 4 lésions histologiques suivantes: lésions glomérulaires minimes (LGM), la hyalinose segmentaire et focale (HSF), la glomérulonéphrite extramembraneuse (GEM), et la glomérulonéphrite membrano-proliférative (GNMP). Le syndrome néphrotique idiopathique ou primaire ou néphrose est un diagnostic d'exclusion. On ne le retient qu'après avoir éliminé les autres diagnostics possibles.

Dans moins de 10% des cas, le syndrome néphrotique peut être secondaire à des situations variables comme des infections, des médicaments toxiques, des cancers, des maladies héréditaires ou systémiques comme le diabète, le lupus systémique et l'amylose.

Lésions glomérulaires minimes

Elles constituent la cause la plus fréquente du syndrome néphrotique chez l'enfant. Elles sont responsables de plus de 90% des cas de syndrome néphrotique idiopathique chez les moins de 6 ans et de 65% des cas chez les grands enfants.

Si la pression sanguine est normale, et en l'absence de globules rouges dans les urines, avec des taux de créatinine et de complément (C3) normaux dans le sang, il y a de fortes chances que ce soit des lésions glomérulaires minimes qui sont à l'origine de la néphrose. De toutes les causes du syndrome néphrotique, les lésions glomérulaires minimes sont très sensibles aux corticoïdes avec un taux de réponse favorable de plus de 90%.

> **Le syndrome néphrotique survient souvent chez les enfants de 2 à 8 ans.**

Les symptômes du syndrome néphrotique

- Le syndrome néphrotique peut survenir à n'importe quel âge mais le plus souvent entre 2 et 8 ans. Il touche plus les garçons que les filles.

- Le premier signe du syndrome néphrotique est la bouffissure des paupières et les patients s'adressent souvent en premier aux ophtalmologues.

- Au cours du syndrome néphrotique, l'œdème des yeux et du visage est plus franc le matin au réveil et devient plus discret le soir.

- Avec le temps, les œdèmes touchent les jambes, les mains, l'abdomen et tout le corps et se manifestent par une prise de poids.

- Les œdèmes peuvent survenir au décours d'une infection des voies respiratoires avec fièvre chez beaucoup de patients.

- Excepté les œdèmes, le patient est souvent bien, actif et ne semble pas malade.

- La quantité d'urines baisse par rapport à la quantité habituelle.

- L'aspect mousseux des urines avec des traces blanchâtres sur les cuvettes des toilettes peut être un signe révélateur.

- Des urines rouges, un essoufflement, une hypertension artérielle sont des signes plus rares au cours du syndrome néphrotique.

Quelles sont les complications du syndrome néphrotique?

Les complications possibles du syndrome néphrotique sont un haut risque de développer certaines affections comme des

---

Les premiers signes du syndrome néphrotique de l'enfant sont les œdèmes des paupières et du visage.

---

infections, des thromboses veineuses profondes, une malnutrition, une anémie, une cardiopathie liée à un fort taux de triglycérides et de cholestérol, une insuffisance rénale et différentes complications liées aux traitements.

Diagnostic

A. Les tests biologiques de routine

Chez les patients ayant des œdèmes, il faut d'abord établir le diagnostic du syndrome néphrotique. Les analyses biologiques doivent confirmer (1) la présence de beaucoup de protéines dans les urines, (2) un taux bas des protéines dans le sang et (3) un taux de cholestérol élevé dans le sang.

1. Les tests biologiques urinaires

- L'examen des urines est le premier test à réaliser en cas de suspicion de syndrome néphrotique. Normalement, l'examen de routine des urines à la recherche des protéines est négatif ou à peine montre-t-il des traces d'albumine. La présence de 3+ ou 4+ de protéines dans les urines rend le syndrome néphrotique très probable.

- Il faut se rappeler que la présence d'albumine dans les urines n'est pas spécifique du syndrome. Elle indique seulement que le patient perd des protéines dans ses urines et que d'autres investigations sont nécessaires.

- Après l'instauration du traitement, les urines sont régulièrement examinées pour évaluer la réponse aux traitements. La disparition des protéines dans les urines est un élément de bonne réponse thérapeutique. Pour un autocontrôle, on peut utiliser les bandelettes urinaires à domicile.

> **La bandelette urinaire est importante pour diagnostiquer et surveiller le traitement du syndrome néphrotique.**

- Habituellement, l'examen des urines au microscope ne retrouve ni globules rouges ni globules blancs.

- Dans le syndrome néphrotique, les protéines perdues dans les urines dépassent les 3 grammes par 24 heures. Le taux exact des protéines peut être déterminé sur les urines des 24 heures, ou plus commodément par le rapport protéinurie/Créatinurie à partir d'un échantillon d'urines. Ces tests permettent d'avoir la valeur exacte des protéines et apprécient si la fuite protéique dans les urines est faible, moyenne ou massive. La protéinurie des 24 heures est utile pour la surveillance de la réponse thérapeutique en plus de sa valeur diagnostique.

2. Les tests biologiques sanguins

- Les signes caractéristiques du syndrome néphrotique sont la baisse de l'albumine dans le sang (moins de 30 g/l), l'élévation du taux de cholestérol ou hypercholestérolémie.

- La valeur de la créatinine sanguine est normale au cours du syndrome néphrotique. La créatinine est dosée pour évaluer la fonction rénale.

- La numération formule sanguine est un test de routine que l'on réalise chez la plupart des patients.

B. Autres tests de laboratoire

Une fois le diagnostic du syndrome néphrotique établi, d'autres analyses seront réalisées en fonction des cas. Ces tests ont pour objectif de déterminer la nature primitive ou secondaire du syndrome néphrotique et de rechercher des pathologies associées ou des complications.

Les clés du diagnostic sont : protéinurie positive, protéines. basses, cholestérol élevé et créatinine normale dans le san.

---

1. Les tests sanguins

- Glycémie, ionogramme sanguin, calcémie et Phosphorémie.
- Sérologies HIV, hépatite B et C et le VDRL/TPHA.
- Complément (C3, C4) et taux des ASLO.
- Anticorps anti-nucléaires (ANA), anticorps anti-DNA double brin, facteur rhumatoïde et cryoglobulines.

2. Les examens radiologiques

- L'échographie abdominale permet de déterminer la taille et la forme des reins. Elle permet également de rechercher une tumeur rénale, un calcul ou un kyste rénal ou une anomalie obstructive.
- La radiographie du thorax pour éliminer une infection pulmonaire.

3. La biopsie rénale

La biopsie rénale est l'examen clé pour déterminer la cause exacte du syndrome néphrotique. On prélève un tout petit bout de tissu rénal qu'on analyse sous microscope (pour plus d'informations, lire le chapitre 4).

Traitement

Dans le syndrome néphrotique, les buts du traitement sont la disparition des symptômes, la correction des pertes urinaires en protéines, la prévention et le traitement des complications et la protection des reins. Le traitement de cette maladie est souvent un traitement de longue durée (des années).

1. Conseils diététiques

- Les conseils diététiques ou restrictions chez les patients ayant des œdèmes peuvent s'alléger après la disparition des œdèmes par un traitement efficace.

En cas d'œdèmes, la restriction sodée est nécessaire mais il ne faut pas la poursuivre en cas de rémission.

- Chez les patients ayant des œdèmes: un régime sans sel en évitant le sel de table et les aliments naturellement riches en sel s'impose. Il prévient la rétention hydro-sodée et donc les œdèmes. La restriction hydrique est rarement conseillée.

  Les patients sous fortes doses de corticoïdes doivent réduire les apports en sel même en l'absence d'œdèmes, ceci leur permet d'éviter de développer de l'hypertension artérielle.

  Les patients ayant des œdèmes doivent avoir une alimentation adéquate en protéines afin de remplacer celles perdues dans les urines et éviter ainsi la malnutrition. Il est également conseillé d'avoir un apport adéquat en calories et en vitamines chez ces patients.

- Chez les patients asymptomatiques: les conseils diététiques durant les périodes de rémission sont similaires à ceux pour un sujet normal et en bonne santé en évitant les régimes restrictifs abusifs. Les apports en protéines doivent être adéquats. Cependant, il faut éviter les régimes riches en protéines afin de ne pas léser les reins et entrainer une insuffisance rénale. Il faut privilégier les fruits et légumes, réduire les graisses animales afin de contrôler l'hypercholestérolémie.

2. Traitement médicamenteux

A. Traitement médicamenteux spécifique

Les corticostéroïdes: la prednisolone (stéroïde) est le traitement standard pour induire une rémission du syndrome néphrotique. La plupart des enfants répondent favorablement à ce traitement. Œdèmes et protéinurie disparaissent au bout d'une à 4 semaines (la disparition de la protéinurie est un signe de rémission).

La prednisolone (corticoïdes) est le traitement de première intention du syndrome néphrotique.

- Alternatives thérapeutiques: un petit groupe d'enfants ne répond pas aux corticoïdes et continue à perdre les protéines dans les urines, ceux-là nécessitent plus de bilans notamment une biopsie rénale. On leur propose d'autres molécules comme le levamisole, le cyslophosphamide, la cyclosporine, le tacrolimus et le mycophénolate mofétil (MMF). Ces médicaments sont utilisés avec les corticoïdes et aident à maintenir la rémission quand on réduit les doses des corticoïdes.

B. Traitement adjuvant

- Les diurétiques augmentent le volume des urines et réduisent les œdèmes.

- Les antihypertenseurs comme les inhibiteurs de l'enzyme de conversion et les antagonistes des récepteurs de l'angiotensine II aident à contrôler la pression artérielle et à réduire la fuite des protéines dans les urines.

- Les antibiotiques sont prescrits pour traiter des infections (ex: sepsis, péritonite, pneumonie...).

- Les statines (simvastatine, atorvastatine) sont prescrites pour réduire le cholestérol et les triglycérides et prévenir les problèmes cardio-vasculaires.

- Supplémentation en calcium, vitamine D et zinc.

- Le Rabéprazole, le pantoprazole, l'oméprazole ou la ranitidine sont prescrits pour prévenir la gastro-toxicité des stéroïdes.

- Les perfusions d'albumine sont rarement utilisées parce que leur effet est transitoire.

- Les anticoagulants tels la warfarine (Coumadine) ou héparine, peuvent être prescrits afin de prévenir ou traiter les thromboses veineuses.

L'infection est une cause importante de rechute du syndrome néphrotique. Il est donc essentiel de protéger l'enfant contre les infections.

3. Traitement des causes sous-jacentes

Le traitement méticuleux des causes sous-jacentes des syndromes néphrotiques secondaires comme la néphropathie diabétique, la néphropathie lupique, l'amylose etc…, est important. Le traitement spécifique de ces affections est indispensable au contrôle du syndrome néphrotique.

4. Conseils Généraux

- Le syndrome néphrotique est une maladie qui évolue sur plusieurs années. La famille doit être informée sur la nature de la maladie et son évolution, les types de médicaments utilisés leurs effets secondaires et, et sur la nécessité de prévenir et de soigner les éventuelles infections. Il est important de souligner qu'il est nécessaire de suivre toutes les mesures d'accompagnement en cas de rechute (présence d'œdèmes), mais qu'en phase de rémission, l'enfant doit être considéré comme un enfant normal.

- Toute infection doit être traitée correctement avant le début des corticoïdes.

- Les enfants ayant un syndrome néphrotique sont exposés à des infections notamment respiratoires. La prévention, le diagnostic et le traitement précoces de ces infections sont essentiels parce qu'elles peuvent entrainer la rechute d'un syndrome néphrotique bien contrôlé (même si les patients sont sous traitement).

- Pour prévenir les infections, familles et enfants doivent veiller à boire de l'eau potable, se laver les mains et éviter les espaces surpeuplés ou le contact avec des personnes infectées.

Comme le syndrome néphrotique évolue sur des années, des tests urinaires et un suivi médical réguliers sont cruciaux.

- Les vaccinations de routine sont conseillées à la fin de la cure des corticoïdes.

5. Moyens de surveillance et suivi

- Comme le syndrome néphrotique évolue presque toujours sur des années, il est important d'avoir un suivi médical régulier. Durant ce suivi, le patient est examiné, son taux de protéinurie est surveillé, ainsi que son poids, sa taille, sa tension artérielle, les effets secondaires des médicaments et les complications, s'il y'en a.

- Les patients doivent se peser régulièrement et le noter. La courbe du poids aide à surveiller les œdèmes.

- La famille doit apprendre à lire les bandelettes urinaires pour pouvoir le faire à domicile régulièrement. Les résultats doivent être soigneusement notés ainsi que les différents médicaments et leurs posologies respectives. Ceci aide à détecter précocement une rechute et à la prendre en charge rapidement.

Pourquoi et comment administre-t-on la prednisolone dans le syndrome néphrotique?

- Le premier médicament à être utilisé dans le syndrome néphrotique est la prednisolone (corticoïde) qui s'est révélée efficace pour lutter contre la protéinurie. Le docteur décide du dosage, de la durée et de la voie d'administration de la prednisolone. On conseille au patient de prendre ce médicament au cours de repas pour éviter les lésions d'estomac.

- Durant la première poussée, la prédnisolone est prescrite pour une durée de 4 mois divisée en 3 phases. D'abord, le médicament est donné tous les jours pendant 4 à 6 semaines,

> Une corticothérapie à dose optimale est essentielle pour contrôler la maladie, prévenir les rechutes fréquentes et réduire les effets secondaires des corticoïdes.

puis la même dose est donnée tous les 2 jours avant de commencer la dégression des doses pour l'arrêter. Le traitement des rechutes est différent de celui de la première poussée.

- Au bout d'une à 4 semaines, le patient ne présente plus de symptômes et la protéinurie se négative. Mais en aucun cas, on ne peut sauter les prises ou arrêter les médicaments par crainte des effets secondaires de la prédnisolone. Au contraire, il est important de continuer les médicaments selon la prescription du médecin pour éviter les rechutes fréquentes.

Quels sont les effets secondaires de la prédnisolone?

La prédnisolone est le médicament le plus utilisé dans le syndrome néphrotique. Mais c'est un médicament qui a beaucoup d'effets secondaires c'est pour cela que sa prise doit obéir à une prescription médicale stricte.

Les effets secondaires à court terme

A court terme, les effets secondaires les plus fréquents sont: une augmentation de l'appétit, une augmentation du poids, un œdème de la face, une susceptibilité aux infections, une irritation de l'estomac entrainant des douleurs abdominales, une augmentation du risque du diabète et de l'hypertension artérielle, une irritabilité, une poussée importante des poils de la face, une acné.

Effets à long terme

Les effets secondaires les plus fréquents à long terme sont: une prise de poids, un ralentissement de la croissance chez les enfants, une peau fine, des vergetures sur les cuisses, les bras et l'abdomen, un retard de cicatrisation, une cataracte, une hyperlipidémie, des

---

La corticothérapie devrait être administrée sous surveillance médicale stricte pour réduire le risque des effets secondaires.

---

problèmes osseux (ostéoporose, nécrose aseptique de la tête fémorale ou de la hanche), une fatigabilité musculaire.

Pourquoi utilise-t-on les corticoïdes dans le traitement du syndrome néphrotique malgré leurs nombreux effets secondaires?

Les effets secondaires des corticoïdes sont aussi connus que le potentiel danger d'un syndrome néphrotique non traité et qu'on laisse évoluer vers les complications.

Le syndrome néphrotique peut entrainer des œdèmes sévères et une baisse importante des taux de protéines dans le sang. Parmi ses complications, on peut citer un risque accru aux infections, une hypovolémie, des anomalies lipidiques, une malnutrition et une anémie. Les enfants ayant un syndrome néphrotique non traité peuvent décéder des suites d'une infection sévère.

Avec la corticothérapie, le taux de mortalité du syndrome néphrotique chez les enfants a baissé autour de 3%. Maintenir les doses optimales de la corticothérapie et pour des durées optimales sous supervision médicale est plus bénéfique et moins nuisible. La majorité des effets secondaires de la corticothérapie disparait quelques temps après l'arrêt des corticoïdes.

Afin d'avoir le maximum d'effets bénéfiques de la corticothérapie et éviter les complications menaçant le pronostic vital de la maladie, il est indispensable d'accepter les effets secondaires des corticoïdes.

La corticothérapie favorise l'appétit et la prise de poids touchant essentiellement le visage et l'abdomen.

Au cours du syndrome néphrotique de l'enfant, l'instauration de la corticothérapie permet une disparition rapide des protéines au niveau des urines, par contre les œdèmes du visage persistent jusqu'à 3 à 4 semaines après le début du traitement, pourquoi?

Parmi les effets secondaires des corticoïdes, on note une augmentation de l'appétit et une redistribution des graisses. Ceci conduit à avoir un visage rond ou lunaire. Ce faciès devient évident au bout de 3 à 4 semaines de traitement par les corticoïdes et ressemble à l'œdème de la face secondaire au syndrome néphrotique.

Comment différencier l'œdème de la face du syndrome néphrotique et le faciès lunaire de la corticothérapie?

L'œdème du syndrome néphrotique s'accompagne de bouffissure avec œdème des paupières et du visage. D'autres parties du corps sont œdématiées notamment les jambes, les bras et le reste du corps. L'œdème du visage est plus accentué le matin au réveil et devient moins franc le soir.

Le gonflement lié aux corticoïdes est plus accentué au visage et du ventre (redistribution des graisses), mais les bras et les jambes restent normaux ou deviennent au contraire plus fins. Ce gonflement reste inchangé durant toute la journée.

Ces caractéristiques de territoire et d'horaire permettent de différencier ces deux situations. Chez certains patients, on va jusqu'à demander un bilan sanguin pour les différencier. Les patients ayant des œdèmes et qui ont une baisse des protéines/albumine dans le sang associée à une augmentation du cholestérol sanguin sont certainement en train de faire une récidive alors que

---

Pour optimiser la corticothérapie, il est important de faire la différence entre les œdèmes liés à la maladie et le faciès lunaire dû aux corticoïdes.

---

si les bilans reviennent normaux, c'est plus en faveur du faciès lunaire de la corticothérapie.

Pourquoi est-il important de différencier l'œdème du syndrome néphrotique et de l'œdème des corticoïdes?

Pour déterminer la meilleure stratégie thérapeutique pour le patient, il est important de savoir de quel œdème il s'agit: œdème du syndrome néphrotique ou faciès lunaire de la corticothérapie.

L'œdème du syndrome néphrotique nécessite une augmentation des doses des corticoïdes ou une modification de la méthode d'administration, le moment des prises, l'association à d'autres médicaments spécifiques et à des diurétiques.

Le faciès lunaire est par contre la preuve de la prise des corticoïdes pendant une longue durée, ceci ne doit pas inquiéter vis-à-vis du contrôle de la maladie et pousser à réduire les doses rapidement par crainte des effets secondaires. Pour un contrôle à long terme de la maladie, les corticoïdes seront maintenus aussi longtemps que le médecin le jugera nécessaire. Les diurétiques ne peuvent pas traiter le faciès lunaire car ils ne sont pas efficaces dessus et peuvent être néfastes.

Quelle est la probabilité de récidive du syndrome néphrotique chez l'enfant? A quelle fréquence ces récidives surviennent-elles?

La probabilité de récidive ou de rechute du syndrome néphrotique est élevée, de l'ordre de 50 à 75%. Cette fréquence de récidive varie d'un patient à l'autre.

Quels sont les médicaments utilisés en cas d'inefficacité des corticoïdes dans le traitement du syndrome néphrotique?

Quand les corticoïdes sont inefficaces dans le syndrome

Il n'y a aucun risque d'insuffisance rénale chez les enfants ayant un syndrome néphrotique dans sa forme commune.

---

néphrotique, on a recours à d'autres médicaments spécifiques comme la lévamisole, le cyclophosphamide, la cyclosporine, le tacrolimus et le mycophénolate mofétil (MMF).

Quelles sont les indications de la biopsie rénale en cas de syndrome néphrotique ce l'enfant?

Il n'est pas nécessaire de recourir à la biopsie rénale en cas de syndrome néphrotique de l'enfant avant de démarrer la corticothérapie. Par contre, la biopsie rénale est indiquée en cas de:

- Absence de réponse adéquate à des doses adéquates des corticoïdes (corticorésistance).

- Rechutes fréquentes ou syndrome néphrotique cortico-dépendant.

- Présence de signes atypiques du syndrome néphrotique de l'enfant comme le début avant l'âge d'un an, une hypertension artérielle, une hématurie, une insuffisance rénale et le complément C3 bas dans le sang.

- Le syndrome néphrotique de l'adulte dont l'origine est inconnue nécessite souvent une biopsie rénale avant l'instauration de la corticothérapie.

Quel est le pronostic du syndrome néphrotique et quel est le temps prévu pour sa guérison?

Le pronostic dépend de la cause du syndrome néphrotique. Les lésions glomérulaires minimes sont la cause la plus fréquente chez les enfants du syndrome néphrotique et sont d'excellent pronostic. La majorité des enfants ayant des lésions glomérulaires minimes répond favorablement aux corticoïdes et il n'y a pas de risque de développer une insuffisance rénale chronique.

Le syndrome néphrotique qui évolue sur des années disparaitra progressivement avec l'âge.

Une petite partie de ces enfants ne répond pas aux corticoïdes et nécessite le recours à plus d'investigations (plus d'analyses de sang et une biopsie rénale). Ces enfants ont un syndrome néphrotique cortico-résistant et ont besoin de traitements spécifiques (la lévamisole, le cyclophosphamide, la cyclosporine, le tacrolimus etc…) et sont exposés à un haut risque de développer une insuffisance rénale chronique.

Au cours du syndrome néphrotique traité par les médicaments adéquats, la fuite des protéines cesse et les enfants redeviennent normaux. La rechute survient en général après plusieurs années de rémission (durant l'enfance). Avec la croissance, les rechutes deviennent de plus en plus rares. La guérison complète survient entre 11 et 14 ans. Ces enfants ont un excellent pronostic et mènent une vie adulte normale.

Quand est-ce qu'une personne atteinte de syndrome néphrotique doit-elle contacter le médecin?

La famille d'un enfant atteint de syndrome néphrotique doit contacter un médecin en urgence si l'enfant développe les signes suivants:

- Douleur abdominale, fièvre, vomissements ou diarrhée.
- Œdèmes, prise de poids rapide et inexpliquée, réduction du volume des urines.
- Signes quelconques de maladie comme par exemple l'enfant ne joue plus ou devient inactif.
- Persistance d'une toux sévère avec fièvre et céphalées.
- Varicelle ou rougeole.

Chapitre 23

Infection du tractus urinaire chez les enfants

Les infections du tractus urinaire (ITU) sont fréquentes chez les enfants avec des complications à court et à long terme.

Pourquoi les infections urinaires nécessitent-elles une attention particulière et un traitement urgent chez les enfants par rapport aux adultes?

Les infections du tractus urinaire nécessitent une attention particulière et rapide chez les enfants parce que:

- Les ITU sont une cause fréquente de fièvre chez les enfants. C'est le 3ème site infectieux chez l'enfant après les infections respiratoires et les diarrhées.

- un traitement inadéquat ou retardé peut être dangereux et peut entrainer des lésions rénales irréversibles. Les ITU à répétition entrainent des cicatrices au niveau du parenchyme rénal ce qui conduit à long terme à une hypertension artérielle, un retard de croissance des reins et même à une insuffisance rénale chronique.

- La présentation clinique est variable, c'est pour cela que le diagnostic peut ne pas être posé. Il faut beaucoup de vigilance et d'expérience.

- Il y a un haut risque de récidive.

Quels sont les facteurs prédisposant aux infections urinaires chez l'enfant?

Les situations suivantes sont à haut risque d'ITU chez l'enfant:

> **Les infections du tractus urinaire sont une cause fréquente de fièvre chez l'enfant.**

- L'ITU est plus fréquente chez les petites filles à cause de la brièveté de l'urètre.

- Les filles qui s'essuient de derrière vers le devant (alors qu'il faut s'essuyer de devant vers l'arrière) après les passages aux toilettes.

- Les enfants qui ont une malformation congénitale du tractus urinaire comme le reflux vésico-urétéral (durant lequel les urines remontent dans les uretères et vers les reins) et la valve de l'urètre postérieur.

- Les garçons non circoncis développent plus d'ITU que les garçons circoncis.

- Anomalie de la structure du tractus urinaire (valve de l'urètre postérieur).

- Calculs urinaires.

- Autres causes: constipation, hygiène périnéale défectueuse, sonde urinaire ou histoire familiale d'ITU.

Symptômes de l'infection du tractus urinaire

Les grands enfants peuvent se plaindre de leurs symptômes. Ces symptômes sont pareils chez les grands enfants et chez les adultes et ont été discutés au chapitre 18.

Les jeunes enfants sont incapables de se plaindre de symptômes en particulier. Ils pleurent au moment des mictions, ont du mal à pisser normalement, ont des urines mousseuses et parfois malodorantes, présentent une fièvre inexpliquée. Ces signes associés orientent vers une infection urinaire.

Les jeunes enfants perdent souvent l'appétit, vomissent ou ont de la diarrhée, ils perdent du poids, sont irritables ou asymptomatiques.

Les signes les plus fréquents de l'ITU chez l'enfant sont la fièvre à répétition, la cassure de la courbe pondérale et les problèmes urinaires.

Diagnostic d'une infection du tractus urinaire

Les investigations réalisées en cas de suspicion d'infection du tractus urinaire de l'enfant sont:

1. Les investigations de routine en cas d'infection du tractus urinaire

- Les tests de dépistage de l'ITU: examen des urines au microscope ou aux bandelettes urinaires. Les modalités sont détaillées au chapitre 18.

- Le diagnostic définitif de l'ITU: culture des urines pour confirmer le diagnostic, identifier la bactérie spécifique à l'origine de l'infection et choisir l'antibiotique le plus adapté pour soigner l'enfant.

- Les tests sanguins: hémoglobine, le taux total et la formule des globules blancs, la créatinine sanguine, la protéine C réactive etc...

2. Investigations pour le diagnostic des facteurs de risque des infections du tractus urinaires

- Les explorations radiologiques pour détecter des anomalies sous-jacentes: échographie des reins et de la vessie, radiographie de l'abdomen, urétrocystograhie per-mictionnelle (UCPM), scanner ou IRM de l'abdomen et l'urographie intraveineuse (UIV).

- Les tests pour détecter des lésions rénales: la scintigraphie rénale à l'acide dimercapto-succinique (DMSA) est la meilleure méthode pour détecter les lésions rénales. Cette scintigraphie (DMSA) doit être réalisée de préférence 3 à 6 mois après l'épisode infectieux.

La recherche des facteurs prédisposant à l'ITU se fait essentiellement par l'échographie, l'UCPM et l'UIV.

- Les explorations urodynamiques à la recherche d'anomalies fonctionnelles de la vessie.

Qu'est-ce qu'une urétrocystographie per-mictionnelle? Quand et comment est-elle réalisée?

- L'urétrocystographie per-mictionnelle est un examen aux rayons X important chez les enfants qui font des ITU à répétition ou qui ont un reflux vésico-urétéral.

- L'UCPM est le gold standard pour le diagnostic du reflux vésico-urétéral, elle en détermine la sévérité (grades) et permet la détection d'anomalies de la vessie et de l'urètre.

- Cet examen devrait être réalisé chez tout enfant de moins de 2 ans après le premier épisode d'une ITU.

- On le fera après avoir soigné l'épisode infectieux, habituellement après une semaine du diagnostic.

- Au cours de cette exploration, la vessie est remplie autant que sa capacité le permet avec un produit de contraste (iode radio-opaque dilué dans un liquide et qu'on peut visualiser sur les clichés radiographiques). Le remplissage de la vessie est réalisé par un cathéter ou sonde dans des conditions strictes d'asepsie et sous couverture antibiotique.

- Une série de radiographies aux rayons X est prise avant et durant les périodes de miction. Ce test fournit des renseignements sur l'anatomie et le fonctionnement de la vessie et de l'urètre.

- L'UCPM peut détecter le reflux d'urine de la vessie vers les uretères ou même vers les reins, connu sous le terme de reflux

---

L'UCPM est l'examen radiologique le plus fiable pour détecter le reflux vésico-urétéral et la valve de l'urètre postérieur chez les enfants ayant des ITU.

---

vésico-urétéral. L'UCPM est essentiel pour détecter la valve de l'urètre postérieur chez les garçons.

Prévention des infections du tractus urinaire

1. Augmenter les apports en eau. Ceci dilue les urines et permet de se débarrasser d'éventuelles bactéries dans la vessie et prévenir ainsi les infections urinaires.

2. Les enfants doivent uriner toutes les 2 à 3 heures. Retenir les urines dans la vessie pendant une certaine période permet aux bactéries de se développer.

3. Maintenir les parties intimes des enfants toujours propres. Laver le périnée des enfants de devant vers l'arrière (et non du derrière vers l'avant) après les passages aux toilettes. Cette habitude permet de protéger l'urètre des bactéries qui colonisent la région anale.

4. Changer fréquemment les couches pour ne pas permettre un contact prolongé avec les parties intimes.

5. Les enfants doivent porter des sous-vêtements en coton pour permettre à l'air de circuler. Éviter les pantalons moulants et les sous-vêtements en nylon.

6. éviter de donner à ces enfants des bains moussants.

7. Pour les garçons non circoncis, le prépuce doit être soigneusement et régulièrement lavé.

8. Chez les enfants ayant une valve de l'urètre postérieur, faire une double ou triple miction afin de prévenir les urines résiduelles.

9. Une petite dose quotidienne d'antibiotique à titre préventif est recommandée pour certains enfants porteurs d'ITU chroniques.

Un traitement inadéquat et retardé d'UTI chez les enfants peut être dangereux car il peut provoquer des lésions rénales irréversibles.

Traitement des infections du tractus urinaire

Mesures générales

- Les enfants doivent suivre toutes les mesures préventives des infections du tractus urinaires.

- On recommande à un enfant ayant une ITU de boire plus d'eau. Les enfants hospitalisés nécessitent des perfusions intraveineuses de solutés.

- Pour soulager la fièvre, des médicaments appropriés seront administrés.

- L'examen des urines après le traitement est nécessaire pour s'assurer que l'infection a été bien contrôlée. Cet examen sera fait de manière régulière par la suite pour confirmer l'absence de récidive.

- Une échographie et d'autres explorations appropriées seront réalisées chez tout enfant ayant fait une ITU.

Traitement spécifique

- Chez les enfants, les ITU doivent être traitées sans délai afin de protéger les reins en croissance.

- L'échantillon des urines prévu pour la culture est prélevé et envoyé avant la mise en route du traitement antibiotique pour identifier le germe en cause et donner l'antibiotique le plus adapté.

- Les enfants nécessitent une hospitalisation et de fortes doses d'antibiotiques par voie intraveineuse s'ils ont une forte fièvre, des vomissements, une douleur du flanc et une incapacité d'avaler des traitements par la bouche. Les ITU chez les

> Il faut envoyer l'échantillon des urines pour la culture avant de démarrer le traitement afin d'identifier la bactérie en cause et de traiter par l'antibiotique le plus adéquat.

nouveau-nés et les nourrissons nécessitent une hospitalisation pour le traitement.

- Les antibiotiques oraux sont administrés aux enfants de plus de 3 à 6 mois d'âge, qui ont un bon état général et qui sont capables d'avaler les médicaments par la bouche.

- Il est important que l'enfant prenne toute la dose prescrite par le médecin. La durée du traitement doit être respectée même en l'absence de symptômes d'ITU.

Les infections récurrentes du tractus urinaire

Les enfants présentant des ITU récurrentes nécessitent une exploration faite d'une échographie, une UCPM et éventuellement une scintigraphie rénale au DMSA à la recherche de la cause sous-jacente. Parmi les causes les plus fréquentes favorisant les ITU à répétition, on peut en citer trois: le reflux vésico-urétéral (RVU), la valve de l'urètre postérieur (VUP) et les calculs rénaux. En fonction de la cause sous-jacente, le traitement médical, les mesures préventives et l'antibiothérapie prophylactique seront programmés au long cours. Chez certains enfants, un traitement chirurgical sera planifié conjointement par l'urologue et le néphrologue.

La valve de l'urètre postérieur

La valve de l'urètre postérieur (VUP) est une anomalie congénitale de l'urètre qui ne touche que les garçons. La VUP est la cause la plus fréquente de l'obstruction du bas appareil urinaire chez les garçons.

Le problème de base et son importance: des plis tissulaires dans l'urètre donnent une obstruction incomplète ou intermittente

> **La VUP obstrue les voies excrétrices urinaires chez le garçon entrainant une MRC en l'absence de traitement à temps.**

au flux urinaire normal. Ce blocage des urines dans l'urètre entraine une augmentation de la pression dans la vessie dont la taille augmente et le muscle devient très épais.

L'augmentation du volume de la vessie et de la pression intravésicale entraine à la longue une augmentation de la pression des uretères et des reins. Ceci est à l'origine d'une dilatation des uretères et des reins. Si cette dilatation n'est pas diagnostiquée à temps, elle peut provoquer une maladie rénale chronique (MRC). À long terme, 25 à 30% des garçons nés avec une VUP présenteront une MRC au stade terminal. Ainsi, la VUP est une cause importante de morbidité et de mortalité des enfants.

Symptômes: les symptômes les plus fréquents de la VUP sont un faible jet d'urine, des difficultés à uriner avec un enfant qui force pour pisser, une énurésie, une sensation de plénitude de la partie basse de l'abdomen avec une vessie palpable et des infections du tractus urinaire.

Diagnostic: l'échographie prénatale (avant la naissance) ou après la naissance chez les garçons fournit les premiers signes de la VUP. Mais la confirmation se fera par l'UCPM qui sera réalisée dans la période post-natale immédiate.

Traitement: les chirurgiens (urologues) et les spécialistes du rein (néphrologues) prennent en charge conjointement la VUP.

La première phase du traitement consiste à insérer une sonde dans la vessie (souvent par l'urètre, parfois à travers la paroi abdominale par un cathéter sus-pubien) afin de drainer les urines de façon constante. Parallèlement au sondage, d'autres mesures d'ordre général comme le traitement des infections, de l'anémie et de l'insuffisance rénale, la correction d'une malnutrition et

---

Le RVU est très fréquent chez les enfants qui font des ITU et constitue un risque d'hypertension artérielle et de MRC.

---

de l'équilibre hydro-électrolytique permettent d'améliorer l'état général de l'enfant.

Le traitement définitif est chirurgical tout en poursuivant les mesures générales. La valve de l'urètre postérieur est enlevée par l'urologue en utilisant un endoscope. Tous les enfants nécessitent un long suivi par le néphrologue à cause du risque d'ITU, des troubles de la croissance, des troubles hydro-électrolytiques, d'anémie, d'hypertension artérielle et de la maladie rénale chronique

Le reflux vésico-urétéral (RVU)

Le reflux vésico-urétéral (RVU) désigne "le retour des urines de la vessie vers les uretères".

Pourquoi est-il important qu'on connaisse le reflux vésico-urétéral?

Le RVU touche environ 30 à 40% des enfants présentant une ITU avec fièvre. Chez plusieurs d'entre eux, le RVU sera à l'origine de lésions des reins. Au bout d'une certaine période, ces lésions des reins vont être à l'origine d'une hypertension artérielle, d'une toxémie chez les jeunes femmes enceintes, d'une maladie rénale chronique et dans de rares cas d'insuffisance rénale terminale. Le RVU est plus fréquent dans les familles d'enfants atteints et touche les filles plus souvent que les garçons.

Qu'est-ce qu'un reflux vésico-urétéral et pourquoi survient-il?

Le RVU est une situation qui favorise le retour (reflux) des urines de la vessie vers les uretères et parfois même jusqu'aux reins. Il

En instaurant une antibiothérapie régulière et pendant des années, on peut soigner le RVU de bas grade sans recours à la chirurgie.

peut toucher un ou les deux côtés. Normalement, l'urine formée par les reins coule à sens unique vers la vessie et à travers les uretères.

Durant la miction et quand la vessie est pleine, il existe une valve entre la vessie et les uretères qui empêche le reflux des urines vers le haut. Le RVU est secondaire à des anomalies de cette valve. Selon l'importance du reflux des urines vers les uretères, on classe le RVU en grades (grades I à V) de sévérité croissante.

Qu'entraine le reflux vésico-urétéral?

Il existe 2 types de RVU: RVU primaire et RVU secondaire.

Le RVU primaire est le plus fréquent et il est présent à la naissance. Le RVU secondaire peut survenir à n'importe quel âge. Il apparaît fréquemment en cas d'obstruction ou de dysfonctionnement de la vessie ou de l'urètre avec une infection vésicale.

Quels sont les symptômes du reflux vésico-urétéral?

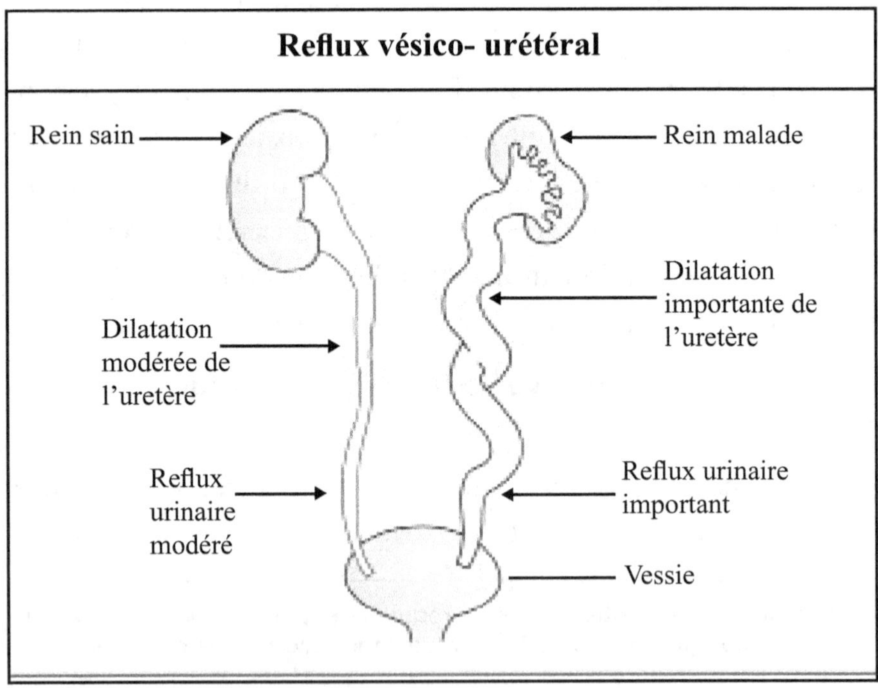

Il n'y a pas de signes spécifiques du RVU mais des ITU fréquentes et récurrentes sont souvent le signe révélateur. Chez les enfants plus âgés et quand le diagnostic n'est pas fait précocement, les signes sont plus évidents comme l'hypertension artérielle, la présence de protéines dans les urines et l'insuffisance rénale.

Comment diagnostique-t-on le reflux vésico-urétéral?

Les investigations réalisées en cas de suspicion de RVU chez un enfant sont:

1. Les investigations de base pour le diagnostic du RVU

- L'urétrocystographie per-mictionnelle – UCPM est le gold standard pour le diagnostic positif et le diagnostic de sévérité du reflux vésico-urétéral (grades).

- Le reflux vésico-urétéral est classé en grades en fonction de la sévérité du reflux. Le grade informe sur la quantité d'urine qui remonte dans les uretères vers les reins. Le grade permet de donner un pronostic et permet également de choisir le traitement le plus approprié.

- Dans les formes modérées des RVU, l'urine reflue aux uretères seulement (Grade I et II). Dans les formes les plus sévères, le reflux des urines est massif avec un aspect tortueux et dilaté des uretères et une augmentation importante du volume des reins (Grade V).

2. Les investigations supplémentaires en cas de RVU

- Examen direct et culture des urines à la recherche d'une infection du tractus urinaire.

- Bilan sanguin de base: taux d'hémoglobine, globules blancs avec formule, créatinine.

La chirurgie ou l'endoscopie sont indiquées en cas de RVU sévère ou quand l'antibiothérapie est inefficace.

- Echographie rénale et vésicale: pour déterminer la taille et l'aspect des reins et pour rechercher des lésions parenchymateuses, des calculs rénaux, une obstruction ou d'autres anomalies. Cependant, l'échographie ne voit pas le reflux.

- La scintigraphie rénale à DMSA: c'est la meilleure méthode pour détecter des lésions rénales.

Comment traite-t-on le reflux vésico-urétéral?

Il est important de traiter le RVU afin de prévenir d'éventuelles infections et lésions rénales. La prise en charge du RVU dépend du grade, l'âge de l'enfant et les symptômes. Il existe trois options pour traiter le RVU et qui sont: les antibiotiques, la chirurgie et le traitement endoscopique. En première intention, on utilise le plus souvent des antibiotiques afin de prévenir les ITU. Chirurgie et endoscopie sont réservées aux cas plus sévères de RVU ou en cas d'inefficacité de l'antibiothérapie.

Le RVU minime : le RVU minime disparaît souvent spontanément, vers l'âge de 5 à 6 ans. Ainsi, les enfants ayant les formes minimes de RVU nécessitent rarement la chirurgie. Chez ces patients, des petites doses d'antibiotiques sont administrées une ou deux fois par jour, tous les jours et pendant une longue période afin de prévenir les ITU. On l'appelle "antibiothérapie prophylactique". Cette antibiothérapie prophylactique est souvent maintenue jusqu'à l'âge de 5 ans. Souvenez-vous que les antibiotiques ne corrigent pas le RVU. Les antibiotiques les plus prescrits sont la Nitrofurantoine et le cotrimoxazole.

Tous les enfants ayant un RVU doivent suivre les autres mesures préventives des ITU (citées plus haut) et avoir des mictions

> **Un suivi régulier est indispensable afin d'évaluer la pression artérielle, la croissance, les récidives des ITU et les lésions rénales.**

fréquentes. Des analyses d'urines doivent être réalisées de façon régulière afin de détecter une ITU. L'UCPM et l'échographie sont réalisées une fois par an pour vérifier l'évolution du reflux.

Le RVU sévère: le RVU dans sa forme sévère a moins de chance d'évoluer spontanément vers la guérison. Ainsi, les enfants ayant les RVU sévères nécessitent une chirurgie ou une endoscopie.

La correction du RVU à ciel ouvert (réimplantation urétérale ou urétéro-cystostomie) prévient le reflux des urines. L'avantage le plus important de la chirurgie à ciel ouvert est le taux de réussite entre 88 à 99%.

Le traitement endoscopique est le second traitement le plus efficace dans les cas de RVU sévères. Ses avantages sont: elle ne nécessite pas d'hospitalisation, elle dure juste 15 mn, a peu de risques et ne nécessite pas d'incision. L'endoscopie est réalisée sous anesthésie générale. Durant la procédure et à l'aide d'un endoscope, un matériel spécial et gonflant (acide hyaluronique copolimère/dextranomère, Deflux) est injecté dans la surface d'insertion de l'uretère dans la vessie. L'injection de ce matériel gonflant augmente la résistance à l'embouchure de l'uretère et prévient ainsi le reflux des urines de la vessie vers l'uretère. Le taux de réussite de cette méthode se situe autour de 85 à 90%. Le traitement endoscopique est une excellente méthode pour les stades précoces du RVU, permettant de ne pas utiliser les antibiotiques pendant une longue période et de ne pas vivre avec le stress d'une RVU pendant de longues années.

Suivi: tous les enfants ayant un RVU doivent être suivis à vie en consignant poids, taille, pression sanguine, examen des urines et d'autres tests selon les cas.

Quand doit-on contacter le médecin traitant?

Pour les enfants qui ont une infection du tractus urinaire, le médecin doit être contacté immédiatement en cas de:

- Persistance de la fièvre, frissons, douleur ou brûlures mictionnelles, urine malodorante ou contenant du sang.

- Nausées ou vomissements empêchant de prendre assez de liquides et les médicaments oraux.

- Déshydratation due aux faibles apports en liquides ou aux vomissements.

- Douleurs de la région lombaire (région dorsale basse) ou abdominale.

- Irritabilité, perte de l'appétit, enfant geignard ou malade.

L'énurésie ou miction involontaire durant le sommeil est plutôt fréquente chez les enfants. L'énurésie nocturne ou «faire pipi au lit» ne résulte pas d'une affection rénale et n'est nullement liée à la paresse ou à la méchanceté des enfants. La plupart du temps, l'énurésie s'arrête d'elle-même avec l'âge et sans aucun traitement. Cependant, c'est une source d'embarras et d'inconfort pour l'enfant atteint et sa famille.

Quel est le pourcentage des enfants atteints d'énurésie et vers quel âge elle s'arrête?

L'énurésie est fréquente avant l'âge de 6 ans. Vers l'âge de 5 ans, 15 à 20% des enfants ont une énurésie. Avec l'âge qui avance, la proportion des enfants énurétiques diminue: vers l'âge de 10 ans, l'énurésie touche 5% des enfants, à 15 ans elle concerne 2% des enfants et moins d'1% chez les adultes.

Quels sont les enfants les plus susceptibles de souffrir d'énurésie?

- Des enfants dont les parents ont souffert d'énurésie durant l'enfance.
- Ceux dont le développement psychomoteur est en retard, ces enfants ne sentent pas quand la vessie est pleine.
- Ceux dont le sommeil est profond.
- L'énurésie est plus fréquente chez les garçons.
- L'énurésie semble commencer ou s'aggraver avec la survenue de problèmes psychologiques ou un stress physique.

L'énurésie nocturne est fréquente chez les jeunes enfants mais ce n'est pas une maladie.

- Dans une petite proportion (2 à 3%), l'énurésie est secondaire à un problème médical comme une infection du tractus urinaire, un diabète, une petite vessie, une constipation, des anomalies de la moelle épinière, des anomalies des valves urétrales chez les garçons.

Quand et quelles explorations demander en cas d'énurésie infantile?

Les explorations sont réalisées seulement chez certains enfants chez qui on suspecte une origine organique. La plupart du temps, on réalise des tests urinaires, la glycémie, les radiographies du rachis, l'échographie ou une autre imagerie des reins et de la vessie.

Traitement

L'énurésie est involontaire, non intentionnelle, il n'est donc pas nécessaire de gronder, punir ou taper l'enfant. Au lieu de blâmer l'enfant, il faut plutôt le rassurer et lui expliquer que l'énurésie se corrigera avec le temps spontanément ou sinon après traitement.

La prise en charge initiale de l'énurésie inclut une éducation, une thérapie de motivation, changement des habitudes des boissons et des mictions. Si l'énurésie n'est pas améliorée par ces mesures, on utilisera une alarme pour les réveils nocturnes ou bien des traitements.

1. Education et thérapie de motivation

- L'enfant doit être éduqué à fond sur l'énurésie.
- L'énurésie n'est pas une bêtise et donc il ne faut pas s'énerver contre l'enfant ni le punir. Ceci pourrait aggraver l'énurésie.

> **Avec l'âge, une approche amicale et sympathique et une bonne motivation, on arrive à guérir l'énurésie.**

- S'assurer que personne ne se moque de l'enfant à cause de son énurésie.

- Il est important de réduire le facteur stress chez l'enfant qui souffre d'énurésie. Le meilleur moyen d'aider l'enfant est de le rassurer que c'est temporaire et de lui assurer le soutien inconditionnel de sa famille.

- Utiliser des pantalons d'entrainement ou pyjama plutôt que des couches.

- Bien ranger la chambre et mettre une lampe de chevet afin de faciliter l'accès aux toilettes la nuit.

- Garder une paire de pyjamas, des draps propres à portée de main pour que l'enfant puisse se changer et changer ses draps s'il se réveille à cause de l'humidité.

- Couvrir le matelas d'un plastique pour le préserver.

- Placer une grande serviette sous le drap du lit pour une absorption supplémentaire.

- Encourager le bain du matin tous les jours pour que l'enfant ne sente pas l'urine.

- Récompenser l'enfant s'il passe une nuit au sec. Éventuellement lui offrir un petit cadeau pour l'encourager.

- En cas de constipation, il faut la traiter.

2. Limiter les apports hydriques

- Limiter les apports en eau et autres liquides 2 à 3 heures avant d'aller au lit. Cependant, il faut s'assurer d'un apport en liquides suffisant durant la journée.

- Eviter la caféine (thé, café), boissons carbonatées (cola) et

> **Limiter les boissons le soir et entrainer l'enfant à retenir ses urines sont les mesures les plus importantes de lutte contre l'énurésie.**

le chocolat le soir. Ils peuvent augmenter l'envie d'uriner et aggraver une énurésie.

3. Conseils concernant les mictions

- Encourager 2 mictions avant d'aller au lit. La 1ère miction se fera au moment d'aller au lit et la seconde juste avant de s'endormir.

- Prendre l'habitude d'aller aux toilettes à intervalles réguliers durant la journée.

- Réveiller l'enfant environ 3 heures après son coucher chaque nuit pour le faire uriner. Si nécessaire, utiliser une alarme.

- En déterminant le moment où l'énurésie est la plus fréquente, on peut réajuster l'heure du réveil de l'enfant.

4. Alarmes "Stop-pipi"

- Des alarmes "Stop-pipi" réagissent à l'humidité et sont très efficaces pour contrôler l'énurésie. Elles peuvent être utilisées chez les enfants à partir de l'âge de 7 ans.

- C'est une alarme sensible qui est attachée aux sous-vêtements de l'enfant. Dès que l'enfant émet une petite quantité d'urine au lit, le dispositif perçoit les premières gouttes et déclenche l'alarme qui sonne et réveille l'enfant. L'enfant réveillé peut contrôler sa miction et se retient jusqu'aux toilettes.

- L'alarme habitue l'enfant à se réveiller juste avant le moment de la miction.

5. Exercices d'entrainement de la vessie

- Plusieurs des enfants souffrant d'énurésie ont un problème de petite vessie. L'objectif de l'entrainement de la vessie est d'en augmenter la capacité.

Les alarmes de l'énurésie et les médicaments sont préconisés chez les enfants de plus de 7 ans.

- Durant la journée, on demande à l'enfant de boire beaucoup d'eau et de se retenir d'uriner malgré l'envie pressante de le faire et pendant le maximum de temps.

- A force de pratique, l'enfant pourra se retenir de plus en plus longtemps. Ces exercices rendent le muscle de la vessie plus fort et augmentent la capacité vésicale.

6. Traitement médical

Les médicaments sont à utiliser en dernier ressort et sont réservés en général aux enfants de plus de 7 ans. Ils sont efficaces mais ne guérissent pas l'énurésie. Ils ont juste un rôle de "solution ponctuelle" et sont préconisés de manière temporaire. L'énurésie réapparait généralement après l'arrêt du traitement médical. Une guérison permanente a probablement plus de chance de survenir avec les alarmes "Stop-pipi" qu'avec les médicaments.

A. Acétate de desmopressine (DDAVP): Les comprimés de desmopressine sont disponibles en pharmacie et sont prescrits en cas d'inefficacité des autres moyens de lutte contre l'énurésie.

C'est un médicament qui réduit la production des urines la nuit chez les enfants. Ce médicament n'est donc efficace que chez ceux qui produisent beaucoup d'urines. Quand un enfant prend ce médicament, il ne faut pas oublier de réduire ses apports en eau la nuit sinon, il risque de faire une intoxication à l'eau. Ce médicament est souvent administré la nuit avant de se coucher. Il faut éviter de le donner à un enfant qui, pour une raison quelconque, a bu beaucoup de liquides. Ce médicament est efficace et a peu d'effets secondaires. Cependant son coût excessif en limite l'utilisation.

> **Les médicaments de l'énurésie sont efficaces à court terme mais ne sont pas curatifs.**

B. Imipramine: l'Imipramine (antidépresseur tricyclique) relâche la vessie et resserre le sphincter augmentant ainsi la capacité vésicale. Ce médicament est souvent utilisé sur une période de 3 à 6 mois. A cause de sa rapidité d'action, ce médicament est donné une heure avant d'aller au lit. Il est très efficace mais au prix de fréquents effets secondaires. C'est pour cela qu'on l'utilise rarement.

C. Oxybutynine: l'Oxybutynine (produit anticholinergique) est efficace dans l'énurésie diurne. Il réduit les contractions de la vessie et en augmente la capacité. Parmi ses effets secondaires, on retrouve une sécheresse buccale, une rougeur du visage en flash et une constipation.

Quand est-ce qu'on doit contacter le docteur pour un problème d'énurésie?

La famille d'un enfant atteint d'énurésie doit contacter un médecin et immédiatement si l'enfant:

- Présente une énurésie diurne.

- Continue son énurésie après l'âge de 7 ou 8 ans.

- Reprend son énurésie après une période de nuits sèches de plus de 6 mois.

- Perd le contrôle des selles.

- A de la fièvre, douleur, brûlures mictionnelles, mictions fréquentes, soif inhabituelle, œdèmes de la face et des jambes.

- Le flux urinaire devient faible ou la miction devient forcée ou difficile.

L'énurésie nécessite une consultation médicale en cas d'énurésie diurne, fièvre, brûlures mictionnelles ou troubles intestinaux

Chapitre 25

Régime alimentaire des maladies rénales chroniques

Le rôle majeur des reins est d'enlever les déchets et de purifier le sang. En plus de cela, le rein joue un rôle important en enlevant l'eau en excès, les sels minéraux et les produits chimiques. Il régule ainsi l'équilibre en eau et en sels minéraux tels que le sodium, potassium, calcium, phosphore et bicarbonates dans tout le corps.

Chez les patients souffrant de maladie rénale chronique (MRC), la régulation de l'eau et des électrolytes peut être perturbée. C'est pour cela que les apports habituels en liquides, sel et potassium peuvent perturber et sérieusement la balance hydro-électrolytique.

Afin de réduire le travail des reins déjà souffrants et pour éviter des perturbations de l'équilibre hydro-électrolytique, les patients souffrant de MRC doivent modifier leur alimentation selon les recommandations du médecin et du diététicien. Il n'y a pas de régime figé des MRC. Chaque patient a un régime diététique adapté à son état clinique, le stade de son insuffisance rénale et la présence ou non d'autres problèmes de santé. Les conseils diététiques doivent être revus et régulièrement chez un même patient.

Les objectifs de la diététique en cas de MRC sont:

1. Ralentir la progression de la maladie rénale chronique et retarder ainsi le recours à la dialyse.

2. Réduire la toxicité de l'excès en urée dans le sang.

3. Maintenir un statut nutritionnel optimal et prévenir les pertes de poids.

4. Réduire les risques de déséquilibre hydro-électrolytique.

5. Réduire le risque de maladie cardio-vasculaire.

Les principes généraux du traitement diététique chez les patients ayant une MRC sont :

- Réduire les apports protéiques à 0,8 grammes/kg de poids et par jour.

- Fournir la bonne quantité de glucides pour donner de l'énergie.

- Fournir une quantité modérée de lipides. Réduire la consommation du beurre et del'huile, ainsi qu'en beurre clarifié indien ou ghee.

- Limiter les apports en eau en cas d'œdèmes.

- Réduire les apports en sel, potassium et phosphore dans l'alimentation.

- Fournir les vitamines et oligo-éléments en quantités suffisantes. Un régime riche en fibres est recommandé.

Les détails des apports caloriques chez les patients souffrant de MRC sont comme suit:

1. Apport hypercalorique

Le corps a besoin de calories pour les activités quotidiennes, pour maintenir la température constante, pour grandir et avoir un poids corporel correct. Les calories sont essentiellement fournies par les lipides et les glucides. Les besoins quotidiens en calories chez un patient ayant une MRC sont de l'ordre de 35 - 40 kcals/kg de poids et par jour. Si cet apport calorique n'est pas correctement assuré, les protéines seront utilisées pour compenser les besoins caloriques. Cette dégradation des protéines peut avoir des effets néfastes sur le corps tel que la malnutrition et une production accrue de déchets toxiques. Il est donc indispensable de fournir la quantité adéquate en calories chez les patients ayant une MRC. Il est important de calculer les besoins caloriques du patient en fonction de son poids idéal et non pas en fonction de son poids effectif. Le poids peut être inférieur ou supérieur au poids idéal surtout chez les patients ayant une malnutrition ou un diabète.

Les glucides ou hydrates de carbone

Les glucides constituent la première source de calories pour l'organisme. On les retrouve dans le blé, le riz, les céréales, les pommes de terre, les fruits et légumes, le sucre, le miel, les gâteaux, les bonbons et les boissons.

Les diabétiques et les obèses ont besoin de réduire leurs apports en glucides. Il est préférable d'utiliser les glucides complexes ou lents des céréales comme le blé entier, le riz entier et les millets indiens comme l'éleusine (nachni, ragi) le sorgho, bajra ou mil à chandelle, qui contiennent également des fibres. Les glucides complexes doivent constituer une large proportion des hydrates de carbone, associés à une faible quantité de glucides simples ou rapides comme le sucre et qui ne doit pas dépasser les 20% des apports globaux en glucides.

Lipides

Les lipides constituent une source importante de calories pour le corps et fournissent deux fois plus d'énergie que les glucides ou les protéines. Les lipides ou acides gras insaturés (les bons lipides) comme l'huile d'olive, l'huile d'arachide, l'huile de colza, l'huile de carthame, l'huile de tournesol, poissons et noix sont mieux que les lipides ou acides gras saturés contenus dans les viandes rouges, lait entier, beurre, fromage, lard, volaille, beurre clarifié indien ou ghee et noix de coco. Il faut réduire les apports en lipides saturés et en cholestérol parce qu'ils peuvent entrainer des maladies cardiaques et des lésions rénales.

Parmi les lipides insaturés, il faut faire attention aux proportions des lipides mono-insaturés et les lipides polyinsaturés. Un apport excessif en acides gras polyinsaturés oméga-6 et un rapport élevé Oméga-6/Oméga-3 sont nocifs alors qu'un rapport bas Oméga-6/Oméga-3 est bénéfique pour le corps. Des mélanges d'huiles végétales permettent d'atteindre l'objectif mieux qu'une huile pure. Les aliments à base de beignets, chips, Vanaspati/ Dalda Ghee (beurre végétal à base d'huile de palme), les gâteaux commercialisés sont potentiellement néfastes et doivent être évités.

2. Restriction protéique

Les protéines sont essentielles pour réparer et maintenir les tissus du corps. Elles aident également à la cicatrisation des plaies et à la lutte contre les infections.

La restriction protéique réduit la vitesse de détérioration des fonctions rénales retardant ainsi le recours à la dialyse et à la greffe rénale. Mais il faut éviter les restrictions excessives en protéines. Le manque d'appétit est fréquent en cas de MRC. L'association d'une restriction protéique et d'un manque d'appétit peut conduire rapidement à un déficit nutritionnel une perte de poids, manque de forces et grande sensibilité aux infections, ce qui peut entrainer la mort.

En Inde, la plupart des indiens sont végétariens. Même les non végétariens ne prennent pas les produits animaux tous les jours. La quantité des protéines est étroitement liée au niveau socio-économique et reste loin des recommandations de l'Indian Council of Medical Research qui préconise 1 gramme par kilo de poids et par jour. Par conséquent, la restriction protéique à 0,8 g/kg et par jour préconisée dans les MRC pour en ralentir l'évolution est seulement une limite. On devrait plus insister sur la qualité des protéines à consommer. Il faut faire attention aux protéines complexes (0,4 à 0,6 g/kg) contenues dans le lait caillé, le fromage paneer, le lait de soja en poudre, les morceaux secs de soja et les graines de soja, le blanc d'œuf etc… . et pour les non végétariens, le blanc d'œuf ou du poisson gras dont on peut prendre de petites qualités.

3. Apports hydriques

Pourquoi les patients ayant une MRC doivent prendre des précautions concernant les apports en eau?

Les reins jouent un rôle majeur en maintenant la quantité d'eau du corps constante en enlevant les excès en eau sous forme d'urine. Chez les patients ayant une MRC, comme la fonction rénale s'altère, le volume des urines diminue.

La diminution du volume des urines entraine une rétention et du coup un excès de fluides dans le corps avec apparition de bouffissure du visage, œdèmes des jambes et des mains, hypertension artérielle. L'accumulation de liquides dans les poumons entraine une dyspnée. Si ces symptômes ne sont pas pris en charge, cela peut tuer le malade.

Quels sont les signes d'un excès en liquides?

L'excès en eau est encore appelé hyperhydratation. Les signes les plus fréquents sont les œdèmes, l'ascite (accumulation de liquide dans l'abdomen), une dyspnée et une prise de poids importante sur une courte période.

Quelles sont les précautions à prendre par les patients atteints de MRC pour contrôler les apports hydriques?

Pour éviter l'excès ou le manque en eau, il faut prendre autant de liquides que conseillé par le médecin traitant. Le volume des apports hydriques est variable selon les patients et doit être calculé en fonction du volume des urines et de l'état d'hydratation de chaque patient souffrant de MRC.

Quelle est la quantité de liquides autorisée chez les patients ayant une maladie rénale chronique?

- Chez les patients sans œdèmes et ayant un volume urinaire correct, aucune restriction n'est conseillée. Mais chez les patients ayant une maladie rénale chronique, prendre beaucoup d'eau pour protéger les reins est une idée fausse.

- Les patients ayant des œdèmes et une baisse du volume urinaire sont tenus de réduire les apports hydriques. Pour réduire les œdèmes, la quantité de liquides autorisée doit être inférieure au volume des urines des 24 heures.

- Pour éviter les excès ou le déficit en eau, on conseille de boire l'équivalent de la quantité des urines augmentée de 500 ml. Ces 500 ml qu'on rajoute couvrent grossièrement les pertes d'eau par la sueur et la respiration.

Pourquoi les patients ayant une MRC doivent-ils se peser quotidiennement et le noter?

C'est pour surveiller l'état d'hydratation et détecter précocement un déséquilibre. Le poids corporel reste constant quand les apports hydriques sont faits selon les recommandations. Une prise de poids soudaine indique une surcharge hydrique liée à des apports supérieurs au nécessaire. La prise de poids avertit les patients qu'ils doivent réduire leurs apports hydriques. Une perte de poids survient généralement après traitement diurétique et réduction des apports hydriques.

Conseils utiles pour réduire les apports hydriques

Réduire les apports en eau est difficile mais ces conseils peuvent vous aider à le réussir.

1. Pesez-vous à heure fixe dans la journée et réajustez vos apports hydriques en fonction de votre poids.

2. Le médecin vous informera de la quantité de liquides à ingérer quotidiennement. Par conséquent, on calcule et on mesure la quantité d'eau bue tous les jours. Rappelez-vous que les apports hydriques ne concernent pas que l'eau mais également le thé, le café, le lait, le lait caillé, le beurre, les

jus, les glaces, les boissons fraiches, les soupes dont le thin dal etc… En calculant le volume de l'eau bue, il faudra tenir compte des apports hydriques de votre alimentation. Il faut se méfier des pastèques, des raisins, la laitue, les tomates, le céleri, les sauces, la gélatine, les surgelés comme les glaces etc… Parce qu'ils sont riches en eau.

3. Réduire le sel, les épices et les aliments frits dans votre alimentation parce qu'ils augmentent la sensation de soif, vous poussant ainsi à consommer plus de liquides.

4. Buvez seulement à votre soif. N'ayez pas l'habitude de boire ou d'accompagner quelqu'un qui boit.

5. Si vous avez soif, prenez une petite quantité d'eau ou essayez la glace. Prenez un glaçon et sucez-le. La glace demeure plus longtemps dans la bouche que les liquides et donc donne une satisfaction plus que le même volume en eau. N'oubliez pas de compter les glaçons comme de l'eau bue. Pour vous faciliter les calculs, vous congèlerez la quantité requise dans les bacs à glaçons.

6. Pour maintenir la bouche hydratée, on peut faire des gargarismes avec de l'eau mais sans l'avaler. On peut également lutter contre la sécheresse de la bouche en mâchant des chewing-gums, en suçant des bonbons durs, des quartiers de citron ou de la menthe ou en utilisant du dentifrice liquide pour hydrater la bouche.

7. Utiliser toujours un verre de petite taille pour boire, ceci vous aidera à limiter vos apports hydriques.

8. Prenez vos médicaments après les repas avec l'eau que vous buvez en ces moments, cela vous évitera d'autres quantités d'eau pour avaler vos comprimés.

9. Le patient doit s'occuper à travailler. Une personne inoccupée sent souvent le besoin de boire de l'eau.

10. Les hyperglycémies chez les diabétiques augmentent la sensation de soif. Il est donc indispensable d'avoir un contrôle glycémique strict.

11. Durant la saison chaude, la soif augmente. Il est donc recommandé de vivre dans un confort de fraicheur pour éviter la soif.

Comment mesurer et consommer précisément la quantité quotidienne prescrite de liquides?

- Il faut mettre dans un récipient la quantité d'eau exacte prescrite par jour par le médecin traitant.

- Le patient doit se rappeler qu'il n'a pas le droit de boire plus que le contenu du récipient et durant toute la journée.

- Chaque fois que le patient boit autre chose, il doit évaluer la quantité et la déduire de l'eau contenu dans son récipient.

- Une fois le récipient vidé, le patient doit savoir qu'il ne pourra plus rien boire durant la journée en cours. Il est donc conseillé de répartir la quantité d'eau autorisée sur toute la journée pour éviter d'en rajouter.

- Cette méthode de contrôle doit être faite tous les jours.

- Grâce à cette méthode simple mais efficace, la quantité d'eau autorisée par jour est respectée.

4. Restriction en sel (Sodium)

Pourquoi les patients avec une MRC doivent prendre moins de sel?

Le Sodium alimentaire est important pour maintenir le volume de sang et la tension artérielle. Les reins jouent un rôle important dans la régulation du sodium. Chez les patients souffrant de MRC, les reins ne peuvent pas enlever l'excès en sodium et en eau.

Ainsi, sodium et eau se retrouvent en excès chez ces patients. L'excès en sodium augmente la soif, les œdèmes, la dyspnée et l'hypertension artérielle. Pour prévenir ou réduire ces problèmes, les patients ayant une MRC doivent réduire leur consommation en sel.

Quelle est la différence entre sel et sodium?

Les mots sel et sodium sont souvent utilisés comme synonymes. Le sel que tout le monde connait est du chlorure de sodium qui contient 40% de sodium. Le sel est la principale source mais pas l'unique de sodium dans notre alimentation.

Il existe quelques autres sources de sodium dans notre alimentation comme:

- Alginate de Sodium: Utilisé dans les glaces et les chocolats au lait.

- Bicarbonate de Sodium: Utilisé comme la poudre à pâte et les sodas.

- Benzoate de Sodium: Utilisé comme conservateur des sauces.

- Citrate de Sodium: Utilisé pour relever le goût de la gélatine, desserts et breuvages.

- Nitrate de Sodium: Utilisé dans la conservation et comme colorant de certains plats.

- Saccharide de Sodium: Utilisé comme édulcorant.

- Sulfite de Sodium: Utilisé pour éviter la décoloration des fruits secs.

Les composés cités ci-dessus contiennent du sodium sans pour autant avoir le goût salé. Le sodium est "caché" dedans.

Combien de sel doit-on prendre?

La quantité de sel ingéré par les indiens en moyenne est de 6 à 8 g/jour. Le patient atteint de MRC doit prendre la quantité recommandée par son médecin traitant. Les patients ayant une MRC et présentant des œdèmes et une hypertension artérielle sont souvent contraints de prendre environ 3 g/jour.

Quels sont les aliments riches en sodium?

Les aliments riches en sodium sont:

1. Sel de table (sel que tout le monde connait), levure.

2. Papadum, cornichons salés, les sauces chutney salés, les sauces, les mélanges pour assaisonner ou chat massala et sambharas.

3. Les produits de boulangerie comme les biscuits, les cakes, les pizzas et le pain.

4. Les aliments contenant de la levure comme certains aliments indiens ganthiyas, pakodas ou beignets de légumes, dhoklas à base de pâte de riz fermentée, handwa ou cake de Gujarat, les beignets samosa, ragda patties, dahi vadas etc.

5. Gaufrettes, chips, popcorn, beignets salés, fruits secs salés comme les pistaches, les arachides, les aliments en conserve etc…

6. Beurre et fromages salés.

7. Les aliments instantanés comme les nouilles, spaghettis, macaroni, cornflakes etc…

8. Les légumes comme les choux, le chou-fleur, le fenugrec, les betteraves, le radis, les feuilles de coriandre etc…

9. Des boissons telles le salted lassi, salé, masala soda, limonade de citron et l'eau de noix de coco.

10. Médicaments comme le bicarbonate de sodium, les anti-acides et les laxatifs.

11. Les aliments pour non végétariens comme la viande, le poulet, les abats d'animaux comme les rognons, le foie et la cervelle.

12. Le produits de mer comme les crabes, homards, huîtres, crevettes et poissons gras comme columbi, kurang, crabe, maquereau et poissons séchés.

Conseils pratiques pour réduire sa consommation en sel

1. Réduisez la consommation en sel et évitez d'en rajouter dans les plats préparés avec de la levure. Préparez vos repas sans sel et rajoutez juste la quantité autorisée. C'est la meilleure façon de contrôler la quantité de sel ingéré par jour.

2. Eviter les repas salés (cités ci-dessus).

3. Ne servez pas des plats salés ou des assaisonnements salés à table et ne laissez pas le sel de table sur la table à manger. Ne rajoutez pas du sel dans vos salades, riz, lait caillé, les pains indiens comme chapatti, parathas et bhakhary, etc.

4. Lire attentivement le contenu des plats vendus dans le commerce. Ne cherchez pas seulement le sel mais tout ce qui peut contenir du sodium. Lisez bien les notices et cherchez plutôt les produits sans sodium ou "sodium free" ou peu salés "low sodium".

5. Attention au sodium contenu dans les médicaments.

6. Faites bouillir les aliments riches en sodium et jeter l'eau de cuisson.Ceci peut réduire le contenu en sodium.

7. Pour rendre le régime alimentaire peu salé savoureux, on peut ajouter l'ail, l'oignon, le jus de citron, amchur, les feuilles de laurier , de la pâte de tamarin , le vinaigre, la cannelle, la cardamome, clous de girofle, safran, piments verts , noix de muscade, le poivre noir, cumin, fenouil, graines de pavot, etc…

8. Attention! Évitez les substituts de sel parce qu'ils peuvent contenir beaucoup de potassium. Ce potassium des substituts de sel peut élever la concentration sanguine de potassium chez les patients ayant une MRC et être dangereux.

9.   Ne buvez pas l'eau adoucie. Dans le processus de fabrication de cette eau, le calcium est remplacé par du sodium. L'eau purifiée par osmose inverse est moins riche en sels minéraux dont le sodium.

10.   Si vous êtes au restaurant, choisissez les mets où il y a moins de sodium.

5. Restriction en Potassium

Pourquoi conseille-t-on aux patients ayant une MRC un régime pauvre en potassium?

Le potassium est important pour le corps. Le corps en a besoin pour le bon fonctionnement des muscles, des nerfs et pour maintenir réguliers les battements du cœur.

Normalement, le niveau de potassium est maintenu constant grâce à un équilibre entre les apports alimentaires et l'élimination de l'excédant pas le rein. C'est cette élimination qui peut être perturbée en cas de MRC, ce qui peut entrainer une augmentation du taux du potassium dans l'organisme (hyperkaliémie) entre deux séances de dialyse. Le risque d'hyperkaliémie est moindre en cas de dialyse péritonéale par rapport à l'hémodialyse. Le risque est différent dans les deux groupes du fait que la dialyse est continue en cas de dialyse péritonéale alors qu'elle est intermittente en cas d'hémodialyse.

Une hyperkaliémie peut être à l'origine d'une fatigabilité des muscles et une irrégularité des battements cardiaques, ce qui peut être dangereux. Si l'hyperkaliémie est très importante, le cœur peut s'arrêter de battre brutalement et provoquer une mort subite. L'hyperkaliémie peut menacer le pronostic vital sans manifestations préalables (tueuse silencieuse).

Pour éviter ces conséquences sérieuses de l'hyperkaliémie, les patients ayant une MRC sont contraints de réduire leur consommation en potassium.

Quel est le taux normal du potassium dans le sang? À quel taux le considère-t-on comme élevé?

- Le taux normal de potassium dans le sang est de 3.5 mEq/l à 5.0 mEq/l.

- Quand le taux de potassium est entre 5.0 à 6.0 mEq/l, il nécessite une modification du régime alimentaire.

- Quand le taux de potassium dépasse les 6.0 mEq/l, il devient dangereux et nécessite une intervention pour le baisser.

- Quand le niveau de potassium est supérieur à 7.0 mEq/l, il peut menacer le pronostic vital et nécessite un traitement urgent.

Classification des aliments selon leur contenu en potassium

Pour maintenir un taux correct de potassium dans le sang, certains aliments doivent être évités selon la prescription du médecin. En se basant sur le contenu en potassium de ces aliments, on les classe en trois catégories (très riches, riches et peu riches en potassium).

Très riches en potassium = plus de 200 mg/ 100 g d'aliments

Riches en potassium = 100 à 200 mg/ 100 g d'aliments

Peu riches en potassium = moins de 100 mg/ 100 g d'aliments

Aliments très riches en potassium

- **Fruits:** Abricots frais, amla, bananes, noix de coco, custard, goyave, grenade, groseille, kiwi, mangue, melon, des oranges, papaye, pêches, pommes, prunes et sapoti.

- **Légumes:** Amaranthe, aubergines, brocoli, citrouille, cyamopse, colocasia, coriandre, champignons, épinards, haricots, ignames, papaya crue, pilon, pommes de terre, tomates et patates douces.

- **Fruits secs:** Amandes, dattes, noisettes, figues sèches, raisins secs et noix du noyer.

- **Céréales:** Farine de blé, de Bajra ou de ragi.

- **Légumes secs :** Haricots et lentilles secs de différentes couleurs.

- **Mélanges d'épices:** Graines de Cumin, graines de coriandre, piment rouge séché et graines de fenugrec.

- **Aliments non végétaux:** Poissons comme les anchois, maquereaux, crabes, et boeuf, crustacés comme les crevettes, le homard.

- **Boissons:** Bournvita, bière, lait de buffle, l'eau de coco, lait concentré, chocolat à boire, jus de fruits frais, boissons gazeuses, soupe rasam, soupe, lait de vache et vin.

- **Divers:** Chocolat, cadbury, cake au chocolat, glace au chocolat, Lona salt (sel de substitution), chips et sauce tomate.

Aliments riches en Potassium

- **Fruits:** Cerises mûres, citron vert, litchi, pastèque, poire et raisins.

- **Légumes:** Banane, betterave, carottes, feuilles de carthame, courge amere, choux, céleri, chou-fleur, gombo, haricots verts, mangue crue, oignons, radis, pois verts et le maïs sucré.

- **Céréales:** Orge, farine tout usage (maida), millet jowar, nouilles et vermicelle à base de blé, flocons de riz (pressed rice, poha).

- **Mets non-végétariens:** Cital, hilsa (poissons), katla, magur, foie.

- **Boissons:** Fromage blanc.

Aliments peu riches en Potassium

- **Fruits:** Ananas, cerises, citron, fraises, framboises et pommes (rose apple).

- **Légumes:** Ail, citrouille, courges, fèves, calebasse (turiya), concombre, feuilles de fenugrec (methi), laitue et piment doux.

- **Céréales:** Riz, rava et semoule de blé.

- **Légumineuses:** Pois verts.

- **Mets non végétariens:** Boeuf, agneau, porc, poulet et oeufs.

- **Boissons:** Café, coca-cola, Fanta, limonade, jus de citron, Limca, Rimzim et les sodas.

- **Divers:** Clous de girofle, gingembre sec, miel, feuilles de menthe, moutarde, noix de muscade, poivre noir et vinaigre.

1. Prendre un fruit par jour, de préférence pauvre en potassium.

2. Prendre une tasse de thé ou de café par jour.

3. Les légumes riches en potassium ne doivent être pris qu'après en avoir diminué la quantité en potassium (comme expliqué plus loin).

4. Eviter l'eau de noix de coco, les jus de fruits et les aliments riches en potassium (liste plus haut).

5. Parmi les aliments contenant du potassium, il faut choisir ceux qui en contiennent le moins quand c'est possible.

6. La restriction en potassium est nécessaire non seulement chez les patients ayant une MRC en prédialyse mais également après l'initiation de la dialyse.

Comment réduit-on le potassium contenu dans les légumes?

- Eplucher et couper les aliments végétaux en petits morceaux, les laver avec de l'eau courante et tiède et les mettre dans un grand bol.

- Remplir le bol avec de l'eau chaude (4 à 5 fois le volume des aliments) et les laisser tremper pendant au moins une heure de temps.

- Après avoir trempé les aliments pendant 2 à 3 heures, les rincer 3 fois avec de l'eau tiède.

- Faire bouillir les végétaux avec beaucoup d'eau qu'on jettera à la fin.

- On peut préparer les aliments ainsi bouillis comme on le désire.

- Ainsi, vous pouvez réduire le taux de potassium dans certains aliments mais pas complètement. Il est donc préférable d'éviter les aliments fortement riches en potassium ou alors en prendre en petites quantités.

- Comme ces aliments perdent les vitamines durant la cuisson, les suppléments en vitamines seront pris selon la prescription médicale.

Conseils spéciaux pour réduire le potassium de la pomme de terre

- Couper la pomme de terre en petits morceaux maximisant ainsi la surface du légume en contact avec l'eau.

- C'est la température de l'eau utilisée pour tremper ou bouillir les pommes de terre qui fait la différence.

- L'utilisation de beaucoup d'eau pour tremper ou bouillir est bénéfique.

6. Le régime restrictif en phosphore

Pourquoi les patients ayant une MRC doivent prendre un régime pauvre en phosphore?

- Le phosphore est un minéral essentiel pour la solidité des os de l'organisme. Souvent, le phosphore en excès amené par l'alimentation est éliminé dans les urines maintenant ainsi un taux de phosphore équilibré.

- Les valeurs normales du phosphore dans le sang se situent entre 4,0 à 5,5 mg/dl.

- Chez les patients ayant une MRC, l'excès en phosphore amené par l'alimentation n'est pas excrété dans les urines et le taux de phosphore augmente ainsi dans le sang. L'augmentation du phosphore dans le sang entraine une libération du calcium par les os, entrainant ainsi leur fragilité.

- L'augmentation du phosphore dans le sang entraine d'autres manifestations comme des démangeaisons, une fatigabilité des muscles et des os, douleurs osseuses, douleurs articulaires. La rigidité des os entraine un risque accru de fractures.

Quels sont les aliments riches en phosphore et qu'on doit éviter ou réduire?

Les aliments très riches en phosphore sont:

- **Lait et produits dérivés:** beurre, fromage, chocolat, lait concentré, glaces, lait frappé ou milk shake, fromage ou paneer.
- **Fruits secs:** noix de cajou, amandes, pistaches, noix de coco sec, noix du noyer.
- **Boissons fraîches:** Coca, Fanta, Mazza, Frooti, bière.
- Carottes, feuilles de colocasia, le maïs, l'arachide, les pois frais, la patate douce
- **Protéines animales:** viande, poulet, poissons et œufs.

7. Apports importants en vitamines et en fibres

Les patients ayant une MRC souffrent d'un apport insuffisant en vitamines en période de prédialyse du fait d'une diète sévère, de la manière de préparer les aliments pour les débarrasser de l'excès en potassium et du fait également du manque d'appétit. Par ailleurs, certaines vitamines, surtout celles solubles dans l'eau comme les vitamines B, C et l'acide folique etc ... sont perdues au cours de la dialyse.

Pour compenser les apports insuffisants et les pertes accrues, les patients insuffisants rénaux ont souvent besoin d'une supplémentation en vitamines hydrosolubles et oligoéléments. Un régime riche en fibres est bénéfique chez les patients MRC. Ainsi, il est recommandé à ces patients de prendre beaucoup de légumes et fruits frais, riches en fibres et en vitamines.

Conception d'un régime quotidien

Pour les patients MRC, la ration quotidienne en aliments et liquides est planifié par le diététicien en collaboration et selon les conseils des néphrologues.

Les grands principes de la ration concernent

1. **Apport en liquides (y compris le liquide des aliments):** la restriction hydrique doit se faire selon l'avis du médecin. La courbe du poids doit être tracée tous les jours.

2. **Les hydrates de carbone:** pour assurer un apport calorique adéquat avec les céréales, le patient peut prendre le sucre ou glucose contenus dans les aliments, à condition qu'il ne soit pas diabétique.

3. **Protéines:** lait, céréales, viandes et œufs sont la principale source de protéines. Les patients MRC qui ne sont pas en dialyse doivent réduire les apports en protéines dans leur ration. Il est recommandé de prendre 0,8 grammes par kilo de poids corporel et par jour. Une fois la dialyse démarrée, les patients ont besoin de plus de protéines (surtout ceux sous dialyse péritonéale). Il faut éviter de manger les protéines d'origine animale comme la viande, le poulet et le poisson; aliments qui sont riches également en potassium et en phosphore. Toutes les protéines d'origine animale peuvent être délétères aux patients MRC.

4. **Lipides:** le taux de lipides (gras) dans les apports alimentaires doit être réduit mais l'éviction totale du beurre, du beurre clarifié ou ghee etc… peut être dangereuse. Généralement, l'huile à base de graines de soja ou d'arachide est utile pour l'organisme à condition d'en prendre en quantité limitée.

5. **Sel:** la plupart des patients sont priés de réduire leur consommation en sel. On leur demande de ne pas rajouter

le sel de table, de ne pas manger les aliments préparés avec des levures ou alors en très petites quantités. Il faut éviter les substituts du sel parce qu'ils sont riches en potassium.

6. **Céréales:** le riz et produits dérivés comme le riz aplati ou poha, le riz soufflé ou kurmura peuvent être consommés. Pour éviter de prendre un seul type de céréales, on peut varier en prenant du blé, riz, poha, sorgho, semoule et toutes les farines et cornfalkes proposés sur le marché. Orge, maïs et barja doivent être limités.

7. **Les sauces d'assaisonnement :** différentes sauces peuvent être prises en quantités réglementaires et en variant pour améliorer l'acceptabilité des repas. Comme les sauces sont liquides, la quantité de liquide consommé avec doit être comptabilisée. Si possible, prendre les sauces épaisses plutôt que liquides. La proportion de sauces doit être en accord avec la prescription médicale.

8. Pour réduire le potassium des aliments, il est important de les tremper dans de l'eau chaude qu'on jettera plus tard, après les avoir lavés. Par la suite, il faut les faire bouillir et jeter l'eau supplémentaire. Ainsi, l'ingredient est prêt pour le mode de préparation de votre choix. Comme alternative au riz aux sauces, on peut prendre du khichadi ou dosha.

9. **Végétaux:** les végétaux ayant un faible taux de potassium peuvent être pris sans restriction. Mais les végétaux riches en potassium doivent subir le processus d'extraction de potassium avant la consommation. Pour améliorer le goût, du jus de citron peut être ajouté.

10. **Fruits:** les fruits pauvres en potassium comme la pomme, la papaye et la framboise peuvent être consommés mais une fois par jour. Le jour de la séance de dialyse, le patient peut

consommer un fruit. Les jus de fruits et l'eau de la noix de coco doivent être évités.

11. **Lait et produits dérivés:** 300 à 350 ml de lait ou de ses dérivés comme le kheer (gâteau à base de riz), crème glacée, lait caillé, maththa peuvent être consommés. Encore une fois, pour éviter l'excès en liquides, on doit limiter les quantités de ces produits.

12. **Boissons fraîches:** Pepsi, Fanta, Frooti doivent être évités. Ne prenez ni jus de fruits ni eau de la noix de coco.

13. **Les fruits secs:** les fruits secs, cacahuètes, grains de sésame, noix de coco à l'état frais ou sec doivent être évités.

Glossaire

Insuffisance rénale aigue (lésion): c'est une situation durant laquelle le rein perd brutalement ou d'une manière rapide ses fonctions. Ce type d'insuffisance rénale est souvent temporaire et réversible.

Anémie: c'est une situation médicale où l'hémoglobine est réduite dans le sang. L'anémie entraine une faiblesse, une fatigue et un essoufflement à l'effort. L'anémie est fréquente au cours de l'IRC et est liée à une baisse de la production de l'érythropoïétine par le rein.

Dialyse péritonéale automatisée: se référer au DPCC.

Fistule artérioveineuse (FAV): cela signifie la création d'une connexion chirurgicale entre une artère et une veine, souvent au niveau de l'avant-bras. Dans la FAV, le sang arrive en grande quantité et avec une forte pression au niveau de la veine. La veine dilatée permet de mettre plus facilement et autant de fois que nécessaire les aiguilles pour la dialyse. La FAV est l'accès vasculaire le plus fréquent et le plus facile pour la dialyse chronique.

Rein artificiel : voir dialyseur.

Hypertrophie bénigne de la prostate (HBP): il est fréquent que la glande prostatique augmente de volume chez les hommes âgés mais cette hypertrophie prostatique n'est pas cancéreuse. L'HBP comprime l'urètre, bloque l'écoulement des urines et gêne la miction.

Pression Artérielle: c'est la force exercée par le sang sur les vaisseaux sanguins suite à la force avec laquelle le cœur pompe le sang. C'est l'un des signes vitaux et sa mesure donne deux valeurs. La première valeur indique la pression systolique qui est la force maximale exercée par le cœur quand il se contracte. La seconde valeur indique la pression diastolique, quand le cœur se relâche entre 2 battements.

Mort cérébrale: "la mort cérébrale" est une lésion cérébrale sévère et irréversible qui ne peut être soignée ni médicalement ni chirurgicalement.

En cas de mort cérébrale, la respiration et la circulation du corps "mort" sont maintenues artificiellement.

Greffe rénale cadavérique: Se référer à la greffe de rein donneur décédé.

Calcium: c'est le minéral le plus abondant du corps, il est indispensable au bon développement du squelette et des dents. Le lait et produits laitiers comme les yoghourts et le fromage sont riches en calcium.

Le cathéter de l'hémodialyse: c'est un long tube flexible avec 2 tunnels. Le sang emprunte un tunnel pour quitter le corps vers la machine de dialyse et retourne par l'autre tunnel vers le corps après purification. La mise en place d'un cathéter de dialyse est une méthode efficace et d'usage fréquent pour les dialyses temporaires ou en urgence.

Dialyse péritonéale continue ambulatoire (DPCA): la DPCA est une méthode de dialyse qui peut se faire à domicile et sans l'assistance d'une machine. Le liquide de dialyse est changé à intervalles réguliers, 24 heures sur 24 et 7 jours sur 7.

Dialyse péritonéale continue cyclique: la DPCC ou dialyse péritonéale automatisée est une forme de dialyse péritonéale continue réalisée à domicile tous les jours mais avec une machine automatique. Dans ce type de dialyse, la machine réalise les échanges de fluides durant le sommeil du patient la nuit. Elle infuse et draine le dialysat dans l'abdomen du patient.

Créatinine et urée: ce sont des produits de dégradation ou déchets du métabolisme des protéines. Ces substances sont éliminées par les reins. Le taux habituel de la créatinine dans le sang est de 0.8 à 1.4 mg/l et celui de l'urée est de 2 à 4 mg/l. En cas d'insuffisance rénale, les taux de créatinine et d'urée augmentent.

Maladie rénale chronique (MRC): la perte progressive et irréversible des fonctions rénales sur plusieurs mois ou années est appelée maladie rénale chronique. Durant cette affection incurable, les fonctions rénales se détériorent lentement et continuellement. Après une longue période, le rein s'arrête presque complètement de fonctionner. Ce stade avancé engage le pronostic vital du patient et s'appelle insuffisance rénale chronique terminale (IRCT).

Cystoscopie: c'est un examen à visée diagnostique durant lequel le médecin examine l'intérieur de la vessie et de l'urètre grâce à un instrument fin et muni d'une torche appelé cystoscope.

Greffe de rein avec donneur décédé: c'est une opération durant laquelle un rein en bon état et fonctionnant correctement est prélevé sur une personne ayant une mort cérébrale puis est greffé à une personne souffrant d'une insuffisance rénale chronique.

Néphropathie diabétique: le diabète après une longue période d' évolution détruit les petits vaisseaux des reins. Cette destruction entraine d'abord une fuite de protéines dans les urines. Par la suite, on assiste à l'apparition d'une hypertension artérielle, des œdèmes et une altération progressive des reins. A la fin, cette destruction progressive aboutit à une insuffisance rénale chronique terminale. Ces lésions rénales liées au diabète s'appellent la néphropathie diabétique et sont responsables de 40 à 45% des nouveaux cas de MRC.

Dialyse : c'est un procédé artificiel au cours duquel les déchets toxiques et l'excédant en eau sont extraits du corps des patients souffrant d'insuffisance rénale.

Dialyseur: c'est le rein artificiel qui filtre le sang et enlève les déchets toxiques et l'excédant en eau durant le procédé de dialyse.

Diurétiques: ce sont des médicaments qui augmentent la production des urines par augmentation de l'excrétion d'eau. Ils aident ainsi le corps à "perdre de l'eau". On les appelle également les "pilules d'eau"

Poids sec: c'est le poids de la personne après avoir enlevé l'excédant en eau par la dialyse.

Temps de stase: au cours de: la dialyse péritonéale, la période durant laquelle le dialysat demeure dans le ventre est appelée temps de stase. C'est durant cette période que le processus d'épuration se déroule.

DFGe: le débit de filtration glomérulaire estimé est la valeur obtenue à partir de la créatinine sanguine et d'autres paramètres. Le DFGe nous renseigne sur l'état de fonctionnement des reins. Sa valeur normale est supérieure à 90 ml/mn. Le DFG est utile pour le diagnostic, la stadification et la surveillance d'une MRC.

Electrolytes: il existe plusieurs sels minéraux dans l'organisme dont le sodium, le potassium, le calcium qui ont d'importantes fonctions dans l'organisme. Ces sels minéraux s'appellent électrolytes. Comme le rein maintient les concentrations de ces électrolytes constantes dans le sang, on les dose chez les personnes souffrant de MRC à la recherche de perturbations.

Maladie rénale chronique terminale (MRCT): le stade avancé de la maladie rénale chronique (stade 5) est également appelé le stade terminale. A ce stade, les fonctions rénales sont presque toutes altérées. Les patients ayant une MRCT ont besoin de dialyse ou de greffe pour pouvoir continuer à vivre normalement.

Erythropoïétine (EPO): c'est une hormone produite par les reins et qui favorise la formation des globules rouges dans la moelle osseuse. Quand les reins sont altérés, ils ne produisent plus d'EPO entrainant ainsi une baisse de la fabrication des globules rouges et par conséquent une anémie. L'EPO est disponible par voie injectable pour corriger l'anémie liée à l'insuffisance rénale.

Echange: ce terme signifie un cycle complet en dialyse péritonéale qui comprend 3 étapes. La première étape est l'infusion et consiste à faire infuser le liquide dans l'abdomen. La seconde étape dure quelques heures permettant aux déchets toxiques et à l'excédant d'eau de quitter le sang vers le dialysat intra-abdominal (également appelé temps de stase). La dernière étape qui consiste à sortir le liquide de l'abdomen est appelée drainage.

Lithotripsie extra-corporelle par ondes de choc (LEOC): c'est une méthode au cours de laquelle des ondes de choc produites par l'appareil de lithotripsie sont délivrées afin de casser le calcul rénal. Le calcul se fragmente ainsi en multiples petits morceaux qui sont facilement éliminés avec les urines. La LEOC est efficace et est souvent utilisée dans le traitement de calculs rénaux.

Fistule: Se référer à fistule artérioveineuse

Pontage: c'est une voie d'accès pour l'hémodialyse au long cours. C'est un tube court, en matière synthétique qui relie une artère à une veine dans le bras. Les aiguilles de dialyse sont insérées à son niveau au cours des séances d'hémodialyse.

Hémodialyse: c'est la méthode de traitement de l'insuffisance rénale la plus connue. Au cours de l'hémodialyse, le sang est purifié à l'aide d'un rein artificiel (dialyseur).

Hémoglobine: c'est une protéine des globules rouges qui capte l'oxygène au niveau des poumons et l'achemine vers le reste du corps où elle l'échange contre du gaz carbonique (dioxyde de carbone) qu'elle ramène aux poumons. L'hémoglobine est mesurée par la numération formule sanguine et sa valeur est basse en cas d'anémie.

Hyperkaliémie: le taux normal de potassium sérique se situe entre 3.5 et 5.0 mEq/L. Une hyperkaliémie est une augmentation du taux de potassium dans le sang. Elle est fréquente en cas d'insuffisance rénale et peut engager le pronostic vital, nécessitant un traitement en urgence.

Hypertension artérielle: c'est le terme utilisé en cas d'élévation de la pression artérielle.

Médicaments immunosuppresseurs: ce sont des médicaments qui diminuent l'immunité du corps et préviennent le rejet du greffon par le corps.

Urographie intraveineuse (UIV): c'est une investigation au cours de laquelle une série de radiographies aux rayons X de l'arbre urinaire est réalisée après avoir injecté un produit radio-opaque. Ce test informe sur la fonction des reins,la morphologie et le fonctionnement du tractus urinaire.

Biopsie rénale: c'est une petite intervention au cours de laquelle un petit fragment de tissu rénal est prélevé grâce à une aiguille. Ce fragment est destiné à être examiné sous microscope afin de faire le bon diagnostic d'une maladie rénale.

Insuffisance rénale: c'est une situation au cours de laquelle la fonction rénale est détériorée ne permettant plus une filtration adéquate des toxines du sang. Elle est caractérisée par une augmentation de l'urée et de la créatinine dans le sang.

Microalbuminurie: signale la présence anormale de petites protéines dans les urines notamment l'albumine. C'est le premier stade de la néphropathie diabétique.

Urétrocystographie per-mictionnelle: Se référer à urétrocystographie rétrograde.

Néphron: l'unité fonctionnelle du rein responsable de la purification et de la filtration du sang. Chaque rein a environ un million de néphrons.

Néphrologue: médecin spécialiste des maladies rénales.

Syndrome néphrotique: maladie rénale plus fréquente chez les enfants et caractérisée par une perte des protéines dans les urines (plus de 3,5 mg/24 heures), une baisse des protéines dans le sang, une augmentation du taux de cholestérol dans le sang et des œdèmes.

Donneurs vivants jumelés: plusieurs patients ayant une insuffisance rénale chronique terminale ont des donneurs potentiels mais qui ne sont pas compatibles (groupes sanguins ou cross match). Les donneurs vivants jumelés permettent d'échanger des donneurs vivants incompatibles avec leurs receveurs respectifs afin de créer 2 couples de donneur/receveur compatibles.

Dialyse péritonéale: c'est un traitement efficace de l'insuffisance rénale. Durant la dialyse péritonéale, le liquide de dialyse est introduit dans l'abdomen par un cathéter spécial. Ce liquide permet de purifier le sang des produits toxiques et de l'excédant d'eau. Ce liquide est par la suite retiré de l'abdomen et remplacé par un nouveau liquide.

Péritonite: c'est une infection de la cavité abdominale. La péritonite est une complication fréquente de la dialyse péritonéale. Non traitée, elle peut engager le pronostic vital.

Phosphore : le phosphore est le second minéral le plus abondant de l'organisme, après le calcium. Il participe avec le calcium à la dureté des os et des dents. Viande, noix, lait, œufs et céréales sont des repas riches en phosphore.

Polykystose rénale (PKR): la PKR est la plus fréquente des maladies rénales génétiques. Elle est caractérisée par l'apparition et la croissance de multiples kystes (sacs à contenu liquidien) dans les reins. C'est la quatrième cause de maladie rénale chronique.

Potassium: c'est un minéral très important pour le corps qui intervient dans le fonctionnement des muscles, cœur et nerfs. Fruits frais, jus de fruits, eau de noix de coco et fruits secs sont riches en potassium.

Greffe rénale préemptive: la greffe rénale est souvent réalisée après une certaine période de traitement par dialyse. Une greffe rénale faite avant l'initiation de la dialyse est une greffe préemptive.

Protéines: elles constituent l'une des trois classes nutritionnelles fournies par les aliments. Elles permettent la formation, la réparation et le maintien des tissus du corps. Lait, produits animaux (viande, poulets, poissons, œufs) sont riches en protéines.

Protéinurie: c'est la présence anormale de protéines dans les urines.

Rejet: c'est quand le corps reconnait l'organe transplanté ou greffé comme étranger et essaie de le détruire.

Membrane semi-perméable: est une membrane sélective qui permet à certaines substances dissoutes de la traverser et en arrête d'autres. Cette membrane peut être un tissu naturel ou du matériel artificiel.

Sodium: c'est un sel minéral présent dans le corps et qui régule la pression et le volume sanguin. Le sodium le plus fréquemment présent dans les aliments est le chlorure de sodium ou le sel de table.

Résection trans-urétrale de la prostate (RTUP): c'est la méthode standard et la plus fréquente pour traiter l'hypertrophie bénigne de la prostate. Elle est réalisée par des urologues. C'est une méthode chirurgicale mini-invasive faite grâce à un cystoscope qui passe à travers l'urètre et résèque la partie de la prostate qui bloque l'écoulement des urines.

L'échographie: c'est un moyen d'exploration non douloureux réalisé par des ultrasons à haute fréquence qui créent les images des organes ou des structures du corps. C'est un examen simple, utile et sûr qui fournit beaucoup d'informations sur la taille et la forme des reins, l'existence d'une obstruction du flux urinaire, la présence de kystes, de calculs ou de tumeurs.

Urologue: c'est le chirurgien spécialiste des maladies rénales.

Reflux vésico-urétral (RVU): c'est une anomalie au cours de laquelle les urines refluent de la vessie vers les uretères et parfois jusqu'aux reins. Ce reflux est anormal et est lié à un dysfonctionnement fonctionnel et anatomique qui peut toucher un ou les deux côtés. C'est une cause majeure d'infections urinaires à répétition, d'hypertension artérielle et d'insuffisance rénale chez les enfants.

Urétrocystographie per-mictionnelle: c'est une exploration anatomique du bas appareil urinaire (vessie et urètre) réalisée après injection de produit radio-opaque dans la vessie à travers l'urètre le plu souvent puis on demande au patient d'uriner et on fait des clichés aux rayons X.

Abréviations

ECA	:	Enzyme de Conversion de l'Angiotensine
PKAD	:	Polykystose Rénale Autosomique Dominante
GNA	:	Glomérulonéphrite aigue
IRA	:	Insuffisance Rénale Aigue
PDA	:	Dialyse Péritonéale Automatisée
BRA	:	Bloqueurs des Récepteurs de l'Angiotensine
FAV	:	Fistule Artério-Veineuse
PA	:	Pression Artérielle
HBP	:	Hypertrophie Bénigne de la Prostate
DPCA	:	Dialyse Péritonéale Continue Ambulatoire
DPCC	:	Dialyse Péritonéale Continue Cyclique
MRC	:	Maladie Rénale Chronique
IRC	:	Insuffisance Rénale Chronique
ND	:	Néphropathie Diabétique
ADMS	:	Acide dimercaptosuccinique
DFGe	:	Débit de Filtration Glomérulaire estimé
EPO	:	Erythropoïétine
IRCT	:	Insuffisance Rénale Chronique Terminale
LEOC	:	Lithotripsie Extracorporelle par Ondes de Choc
DFG	:	Débit de Filtration Glomérulaire
HD	:	Hémodialyse
DID	:	Diabète Insulino-Dépendant
VJI	:	Veine Jugulaire Interne
DPI	:	Dialyse Péritonéale Intermittente
UIV/PIV	:	Urographie Intraveineuse /Pyélographie

MA	:	Microalbuminurie
UCPM	:	Urétro-Cystographie per-mictionnelle
IRM	:	Imagerie par Résonnance Magnétique
DNID	:	Diabète Non-Insulino-Dépendant
AINS	:	Anti-inflammatoires Non Stéroïdiens
NLPC	:	Néphrolitomie Percutanée
DP	:	Dialyse Péritonéale
PKR	:	Polykystose Rénale
PSA	:	Antigène Spécifique de la Prostate
VUP	:	Valve de l'Urètre Postérieur
GR	:	Globules Rouges
TSR	:	Traitement de Suppléance Rénale
TB	:	Tuberculose
CFT	:	Capacité de Fixation de la Transferrine en Fer
RTUP	:	Résection Trans-Urétrale de la Prostrate
ITU	:	Infection du Tractus Urinaire
UCPM	:	Urétro-Cystographie per-mictionnelle
RVU	:	Reflux Vésico-Urétéral
GB	:	Globules Blancs

Les tests sanguins les plus demandés chez les patients atteints de maladies rénales

Les tests demandés fréquemment chez les patients souffrant d'affections rénales et leurs valeurs usuelles sont résumés dans le tableau suivant

Test	Unité conventionnelle	Facteur de conversion	Valeurs usuelles
Tests sanguins pour évaluer la fonction rénale			
Urée sanguine	8 à 20 mg/dl	0,36	2,9- 7,1 mmol/l
Créatinine			
Homme	0,7 à 1,3 mg/dl	88,4	68- 118 mmol/l
Femme	0,6 à 1,2 mg/dl	88,4	50 à 100 mmol/l
DFGe	90 à 120 ml/mn		
Tests sanguins de l'anémie			
Hémoglobine			
Homme	13,5 à 17 g/dl	10	136 à 175 g/l
Femme	12,0 à 15,5 g/dl	10	120 à155 g/l
Hématocrite			
Homme	41 à 53%	0,01	0,41 à 0,53
Femme	36 à 48%	0,01	0,36 à 0,48
Fer total	50 à 175 mcg/dl	0,18	9 à 31 mmol/l
CFT	240 à 450 mcg/dl	0,18	45 à 82 mmol/l
Transferrine	190 à 375 mcg/dl	0,01	1,9 à 3,75 g/l
Coefficient de saturation de la transferrine	20 à 50%	-	-
Ferritine	16 à 300 ng/ml	2,25	36 à 675 pmol/l
Homme	10 à 200 ng/ml	2,25	22,5 à 450 pmol/l
Femme			

Test	Unité conventionnelle	Facteur de conversion	Valeurs usuelles
Électrolytes et métabolisme phospho-calcique			
Sodium	135 – 145 mEq/l	1,0	135-145 mmol/l
Potassium	3,5- 5,0 mEq/l	1,0	3,5 – 5,0 mmol/l
Chlore	101 -112 mEq/l	1,0	101 -112 mmol/l
Calcium ionisé	4,4 – 5,2 mg/dl	0,25	1,10- 1,30 mmol/l
Calcémie totale	8,5 – 10,5 mg/dl	0,25	2,2- 2,8 mmol/l
Phosphorémie	2,5- 4,5 mg/dl	0,32	0,8- 1,45 mmol/l
Magnésémie	1,8 – 3 mg/dl	0,41	0,75- 1,25 mmol/l
Bicarbonate	22- 28 mEq/l	1	22- 28 mmol/l
Acide urique			
Homme	2,4- 7,4 mg/dl	59,48	140- 440 mmol/l
Femme	3,4- 5,8 mg/dl	59,48	80- 350 mmol/l
PTH	11- 54 pg/ml	0,11	1,2 – 5,7 pmol/l
Tests généraux			
Protidémie	6,0- 8,0 g/dl	10	60- 80 g/l
Albuminémie	3,4- 4,7 g/dl	10	34- 47 g/l
Cholestérol total	100- 220 mg/dl	0,03	3,0- 6,5 mmol/l
Glycémie	60- 110 mg/dl	0,055	3,3- 6,1 mmol/l
Bilan hépatique			
Bilirubine totale	0,1- 1,2 mg/dl	17,1	2- 21 mcmol/l
Bilirubine directe	0,1- 0,5 mg/dl	17,1	< 8 mcmol/l
Bilirubine indirecte	0,1- 0,7 mg/dl	17,1	<12 mcmol/l
ALAT (SGPT)	7- 16 UI/l	0,02	0,14-1,12 mckat/l
ASAT (SGOT)	0-35 UI/l	0,02	0- 0,58 mckat/l
Phosphatase alcaline	41- 133 UI/l	0,02	0,7- 2,2 mckat/l

Index